乗り越える力

和田秀樹

GENTOSHA

まえがき

3・11の東日本大震災以降、日本人の心が大きく変わったと感じている人、それを口にする人は少なくない。

たしかに、それまではうまくいっていないことを薄々感じながら、アメリカ型の競争社会、格差社会、自己責任の社会に日本が変わらないといけないということになっていたのに、助け合いの大切さを知り、このような災害に遭いながら日本人が秩序正しいと外国からの賞賛にあい、ギスギスした感じでなくなったという声も聞く。

一方で、福島の原発事故に端を発して、よその地方でも原発が止まることになり、久しぶりの節電が人々に強《し》いられるようになった。震災後、そうでなくても「自粛」が美徳とされてきたが、節電に協力しない人間は、たとえば暑さに耐えられなくて、これまでどおりにエアコンを使う人間は、悪者扱いされかねなくなっている。

その一方で、いつまで経っても解決しないサスペンド状態の心理もあって、放射能に対する不安感は、さまざまな形で日本を覆っている。

もちろん、今回の震災で被災された方については、仮設住宅の建設が遅れ続けて、安定した生活に戻れないという問題があり、原発周辺に住んでいた人たちは避難生活を余儀なくされている。このような方の心のケアが大切なのは言うまでもない。

ただ、多くの人の心のあり方が良きにせよ、悪《あ》しきにせよ、変わっているとしても、大切なのは、これからをどう生き抜くかだろう。

被災地の人たちにしても、いつまでも被災者というアイデンティティや心理状態でいることが好ましいこととは言えないだろうし、そうでない人にとっても、自粛や被災地への思いやりは大切かもしれないが、自分たちの生活のことも考えないといけない。

実は、心理学の考え方では、大切な対象を失ったり、それと別れることになるのは、対象喪失《たいしょうそうしつ》といって、心理的には大きなダメージだとされているが、一方で、それを乗り越えることで、人間の心は大きく成長するとも考えられている。

実際、もっと人間の平均寿命が短かったころは、多くの人が三〇代、四〇代で親の死を経験し、それを乗り越えてきたし、また日本人は戦争で多くの同年代の仲間や親友を失いながら、それを乗り越えることで、日本を再建し、戦前以上の繁栄を勝ち得てきた。

本書では、もちろん、被災者を含めて、今回の震災で心に傷を受けた多くの人たちに対して、どのようにメンタルヘルスを維持していくかについての提言を行っているが、それ以上に、心理学の立場から、それをいかに乗り越え、いかに人間として成長していくといいのかについての私見（もちろん、心理学の理論に基づいた形で）を述べさせていただいた。

これは心理的なことだけでなく、たとえば不安に耐えうる心を維持するためには、十分なセロトニンのような神経伝達物質が必要なのだが、食生活などを通じて、いかにそのような心の健康を確保するのかなどについても、自分の知り得る限りで提唱させていただいた。

不幸はたしかに哀しいことだが、それを乗り越えていかないと、人生は悩みと悔やみだらけになってしまう。

逆に、不幸や対象喪失を通じて、人間を成長させる、あるいは乗り越える心を得ることができれば、今後の人生に立ち向かう上でも強い力が得られるだろう。

そういう点で、このどんよりとした日本の空気の中で、前向きになれる考え方を私の知る範囲で提言した。お役立ていただければ著者として幸甚《こうじん》この上ない。

Contents

乗り越える力

目次

第1章 3・11以降、日本人の心に起きたこと
――「何かが変わった」ように感じるのはなぜか

第2章
対象喪失をどう乗り越えるか
——悲しみに直面したときの心のメカニズム

第3章 今こそ「心にいい考え方」を
——被災者にも、そうでない人にも大切なこと

第4章 手をさしのべる方法 ――悲嘆にくれる人、不安を抱えた人にどう接するか

第5章

復興へのヒント

——未曾有の悲劇をきっかけに、日本は再興する

装丁　上田晃郷
装画　平田利之
構成　五反田正宏

第1章

3・11以降、日本人の心に起きたこと

——「何かが変わった」ように感じるのはなぜか

日本全体を襲った断絶感

二〇一一年三月十一日に発生した東日本大震災は、私たちにかつてない衝撃と不安を与え、今まで見ずにすませてきたさまざまな問題を突きつけている。

巨大な地震と津波は、多くの犠牲者・被災者を生んだ。福島第一原子力発電所の事故で漏れ出る放射性物質の問題はいまだ収束せず、被害の程度は実のところはっきりしないまま、現在も進行中である。

被災者数を見れば、地震から四か月後の段階で、死者一万五五四七名、行方不明五三四四名、約二万四〇〇〇人が避難所生活を送っている（七月十一日現在）。

肉親や友人・知人を亡くした人、家や自動車、農地、家畜、ペットなどを流された人、船や工場を失った人、働き場所がなくなった人、生まれ育った町や村が消えてしまった人など、大切なものを非常に多くの人が失った。

人間はこうした体験に直面したとき、自分だけ突き放されて別世界に入ってしまったような、ある種の断絶した感覚にとらわれる。周囲の様子は、映像としては目に入っているのに実感がなくて、自分だけが隔てられているような断絶感を感じるのである。

日本人全体の感覚が少し変わったように感じている人は多いと思う。

テレビでは凄惨《せいさん》な津波の映像が繰り返し流され、その衝撃は日本人の心に強いストレスを与えた。さらに福島第一原発の事故、電力不足による計画停電、放射性物質の流出とそれにまつわるさまざまな報道が止まらず、収束の可能性の見えないことなど、被災地を離れた場所でも（少なくとも東京をはじめ首都圏では）大きな不安を抱えて暮らすことになったのである。

地震にせよ台風にせよ通常の災害なら、被害を伝えるニュースに接したときはたしかに「気の毒だなあ」「大変だなあ」と思うものの、いつまでもとらわれたままには、まずならない。しかし今回は違う。

被災した人たちが、激しい精神的外傷を受けていることはもちろんだが、広く日本人全体が受けたショックも決して小さくない。多かれ少なかれ、虚無感や無力感にとらわれている。震災後に「自粛ブーム」が起きたことも、積極的にアクションを起こすよりも、何もしたくない、やる気が出ないことを正当化していた側面があったようにも思えるのだ。

　このように、以前いた場所から隔絶されて、別世界に来てしまったような感覚は、大災害に直面したり、ショックを受けた場合に限らない。

　もっと一般的に、近しい人の死だったり、離婚だったり、勤めていた会社の倒産だったり、リストラされたりした場合などでも起きる。つまり、当然のように続いていくと思っていたこと、当たり前すぎて意識さえしていなかったことが突然消え去ると、人間は自分だけが隔てられてしまったような断絶感を感じるのである。

　その結果、「花見は自粛」から始まって「外食は自粛」「銀座で飲み食いなんかとんでもない」などと、消費は冷え込んでしまった。町の小さな飲食店など、お客はこなくても家賃や光熱費はかかるし、人件費もかかる。仕入れもしないといけない。個性のある美味《おい》しい店が閉店の危機に瀕《ひん》しているという話も聞いた。

　被災者に手をさしのべるためにも、復興を進めるためにも、物理的な被害のなかった人々が立ち直る必要がある。未曾有の災害によって日本人の心に何が起きてどう変わったのか、立ち直っていくためには何が必要なのかなど、心理学的な見地から述べていこうと思う。

「生き残って、楽しんで、申し訳ない」という心理

「震災の後、飲みにいくにしても食べにいくにしても、何か悪いことをしているような気がする」と感じた人が、東京など首都圏では少なくない。

これは一種のサバイバーズ・ギルトだと思われる。

サバイバーズ・ギルトとは、自分の近しい人が亡くなったのに、自分は生き延びたような場合、生き残ってしまったことに罪悪感を感じるもので、「生存者の罪悪感」と訳される。

「なぜ自分のほうが助かったのか」と故人に対してひたすら申し訳なく思うこともあれば、「自分がしっかりしていれば、あの人を助けられたのに」と自分を責めること

もある。そこから自分が幸せになるのは悪いことであるかのように感じてしまう。たとえば妻を亡くした人の中には、サバイバーズ・ギルトによって一生再婚しないと誓う人も少なくないし、実際に再婚しない人もいる。

首都圏のサバイバーズ・ギルトの場合、多くの人は、近しい人が亡くなったわけではないだろう。しかし少なからぬ人が「東京で起こるはずの震災が東北で起こった」「東北の人が犠牲になって自分たちが助かった」と感じた。その後の原発事故では、「福島の人に迷惑をかけた」「自分たちの幸せは福島の人の犠牲の上に成り立っていた」という気持ちも湧《わ》いてきた。

もちろん「申し訳ない」と思うのは悪いことではない。犠牲者を悼《いた》み、被災者に申し訳ないという気持ちを抱いたり、義援金を送ること自体は素晴らしいことだ。

ただ、何ごともそうだが行きすぎてしまうと問題が起きる。過度の自粛傾向はその典型だった。石原慎太郎東京都知事が「同胞の痛みを分かち合うということで、連帯感ができてくる」と言って花見の自粛を呼びかけて、物議を醸《かも》したりもした。

しかし「楽しく飲食するのは東北の人たちに申し訳ない」「贅沢するのは悪い」と

いう気持ちを持たなくてはいけない理由は、実は何ひとつない。

それでももし「申し訳ない」と思うなら、花見に参加したメンバーで一〇〇〇円ずつでも集めて寄付すればいい。実際、そうやって今年も花見の会を催した知人もいた。被災者がサバイバーズ・ギルトを感じているケースなら、段階を見ながら「あなたは悪くないんですよ」「助かったあなたが幸せにならないと、亡くなった人も安心できませんよ」などと助言しながら、少しずつ考え方を変えていくことが必要になる。

同じように、首都圏で過度な自粛傾向に陥っている人も、考え方を変えなくてはいけない。自分たちは不幸な目に遭わなかったことに、引け目や後ろめたさを感じなくてもいいのである。

たしかに人の不幸を横目に、自分だけ浮かれていられないという気持ちはよくわかる。しかしながら、たとえば友人の親や兄弟が亡くなったような場合、別の友人の結婚式の予定が入っていれば出席するだろうし、会社の創立パーティがあれば、おそらくは出るだろう。後ろめたいと感じるか、感じないかは、本人の感性なり、あるいは故人との生前の関係にもよるはずだ。

不幸があったときに、それを真摯《しんし》に弔《とむら》うのは当然だが、だからといってもう一方の慶事を辞退するというのも、その人への失礼にあたる。「親友の親が亡くなったから、おまえの結婚式には出られないよ」と断ったら、その友人との関係にひびが入りかねない。

度がすぎる自粛は病的な反応

大きな不幸に直面した人を気の毒に思う気持ちと、自粛とは次元が違う問題だ。

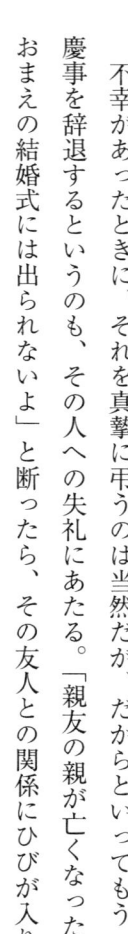

たとえば知人の訃報《ふほう》を聞いた翌日、何かのパーティがあったという場合、そこに故人を知っている人がいたら、沈鬱《ちんうつ》になりながらも「あいつも酒が好きだったなぁ」と思い出を語りながらグラスのひとつも傾けるのではないだろうか。

ところが、知人の訃報を聞いたからといって子どもの誕生パーティもクリスマスもしないとなってくると、精神医学の考え方では一般的に「病的な反応」と見る。

つまり亡くなった人や、悲しみを抱えた人に対して同情したり、「何か力になれないか」と温かい気持ちを持つことは健全な反応だが、自分まで抑うつ的になったり、以前は幸せに思っていたことと同じことをしても幸せを感じなくなったりするのは病的な反応なのだ。極端に言えば、「親友が失恋したから、自分だけが幸せでは悪い」と思って恋人に別れを切り出したとしたら、やはりおかしいと思うだろう。別れないまでも「もうデートはやめよう」「もうレストランにいくのはやめよう」などと言い出したら、普通は「やりすぎじゃない?」と反論されて、同意などされないはずである。

同情したり喪《も》に服そうとする心情は自然な感覚だが、「当たり前の幸せを享受する権利」「楽しむ権利」もまた普遍的に存在する。かわいそうに思ったり、温かい気持ちを持ったりすることと、自分自身が楽しむこととはトレードオフの関係のように思う人も多いけれども、両立するのだ。

葬式があった翌日に結婚式があったとしても、両方とも出席できるだろう。日が重なれば別だが「一方に出たから、もう一方には出ません」ということにはならない。

そういう意味でも日本人は、「ハレ」と「ケ」を使い分けて、ハレの場に出たときはハレの気分、ケの場ではケの気分になっていたはずなのだが、今回、そこがかなり混同されているように思うのだ。

「とにかく自粛」「とにかく節電」の嵐はなかなか収まらない。ユニクロ創業者の柳《やな》井正《いただし》会長が、雑誌でこんなエピソードを明かしていた。

五月も下旬になってセールをしたときのこと、早朝六時のオープンだったのだが、ある大型店舗では店頭とショーウインドウの照明が消えていた。店長になぜ明かりが消えているのか聞くと、「電気をつけると通行している人が『なんで電気をつけているのか。節電すべきだ』と言うので消している」と答えたのだそうだ。

柳井会長は、これは勘違いした節電であって、本来は「これは必要な電気です。これがないと店が営業していてお客様にきていただけることがわかりません。ここでつける代わりに、店内の照明は半分にしています」と言うべきだったと注意した。通行人の言うがままに消していれば楽だが、それでは思考停止だとも言うのである。

〈競争〉よりも〈助け合い〉が性に合う日本人

「大震災の後で、日本人のキャラクターは変わったのか」というテーマでラジオの取材を受けた。

人間のキャラクターは、昨日と今日で変わらないことが原則だが、たしかに社会全体の空気は変わった。

私は、その理由はふたつあると思っている。ひとつは先述したサバイバーズ・ギルトであるが、もうひとつは「助け合いの日本社会」がしっかり残っていて、そこに戻ったような気がしている。

この十数年というもの「日本もアメリカ型の競争社会にして、勝ち抜かなければ生きていけない」と言われてきた。国際競争の時代、日本企業が生き残るには効率化して生産性を上げるしか道がないとされ、そのプロセスで終身雇用も年功序列もなくなっていった。

だがこれが日本人を幸せにしたかというと、そうではない。規制緩和を進めた一九九八年以来、年間の自殺者が三万人を下回らなくなったのは、そのひとつの結果である。

今回の大震災が世界中に報道されて、外国人は日本人の助け合う姿を見て感激した。「自分さえよければ」と身勝手に振る舞うこともないから、略奪や暴動なども起きない。感情を露《あら》わにして秩序を乱すこともない。「みんな同じようにつらく悲しいのだから」と耐えながら、助け合う人々に世界中が感動したのだ。

日本人は競争よりも助け合いが性《しょう》に合っている——日本人自身、そのことがよくわかったのだと思う。昨年、ハーバード大学のマイケル・サンデル教授による「アメリカ型の競争は果たして正義なのか?」という議論が話題になったように、たとえルールに合致していても、人を蹴落《けお》としてまで利益を上げようとすることに共感は得られない。

人と人がもたれ合ったり、助け合ったりすることに、多くの人が共感したのだ。競争社会になったと言われて久しい日本社会だが、困っているときは助け合うのが当たり前という心情は、変わっていなかったのだろう。だから「困ったときはお互いさま」という、助け合いの社会に多少なりとも戻ったように思える。

これを一過性のものとする指摘もあるけれども、どうも日本人には、こちらのほうが性にあっているし、居心地がいいと感じるようだ。

もちろんこれは悪いことではない。私はこの雰囲気が長く続くのではないかと思っている。その思いが共鳴して自粛につながった面もあるだろう。

人間は一時的にサバイバーズ・ギルトに陥っても、そこから立ち直ることができる。被災者も、物理的には被災しなかった人も、である。とくに首都圏などで被災しなかった人の場合、助け合いの輪に加わって被災者の力になるためにも、いち早く立ち直ることが、まず大切だと思う。

疎外感型の精神病理

大切な人を失ったり、住み慣れた家や故郷がなくなったりするような、愛情や依存の対象を失う体験を心理学では「対象喪失《たいしょうそうしつ》」といい、このときに生じる心身の反応を「喪失反応」と呼んでいる。

この対象喪失については、第2章で詳しく説明するが、現地の被災状況はたしかに深刻だから、対象喪失によるさまざまな心身の不調、つまり喪失反応が起きることは想像がつく。

一方、首都圏の少なからぬ人々が沈鬱な気分になり、知らず知らずのうちに無力感にとらわれた。首都圏でも犠牲者が出たし、地面の液状化によって家が傾いた人もいたけれども、ほとんどの人にとって、物理的な被害は少なかった。それでも大きな精神的ダメージを受けた。これは対象喪失とは違うメカニズムが働いたと思われる。

私は、現代型の精神病理には「疎外感」が大きな部分を占めると考えている。

トラウマ（心的外傷）を受けた人、引きこもりの人、児童虐待の経験者などさまざまなタイプの精神病理で、中核を成しているのは「自分がこの世界に生きていない感」「みんながわかってくれない感」「人とシンクロしない感」といった疎外感だが、それをずっと引きずっているように思うのだ。

疎外感を感じたり、現実感の喪失を起こしたりする大きな要因として、「自分がずっと当たり前に信じていたものが失われる」「体験の連続性が絶たれる」という体験がある。

つまり大震災後に首都圏や日本全体を覆った「無力感」「無常感」など元気のなさには、この「日常性の断絶」という要因があると思う。旧来型の対象喪失のモデルよりも、疎外感のモデルのほうが、いろいろな形であてはまるようだ。

自分には見慣れた光景の中にいるはずなのに、突然、相手からスッと無視されると、ものすごく精神的に不安になるだろう。この世界の中で自分だけが除《の》け者にされているという疎外感もあるし、昨日までと今日で時間の感覚が変わってしまう時系列の疎外感もある。

一人で海外旅行に行ったとき、まったく見知らぬエリアで毎日違う人と会っているうち、なんとなく現実の世界ではないような感覚を体験した人もいるかもしれない。日本から海外に留学したとたんに、ある種の妄想反応や、精神病性の反応を起こすケースがある。外国人の会話が聞き取れなかったとき、みんなが自分の悪口を言っているのではないかと感じたり、みんなが自分のことを見ているような気がしたりするのである。

実は私も留学したとき、一過性のこの反応に悩まされた。ある種の錯覚でもあるし、自分の不安でもあるのだが、これまでの人生や常識との連続性が保たれていないことから起きると考えられる。

通常、配偶者や子ども、親友、同僚などなどいつもそばにいる人が、時間の連続性や自分の連続性を担保する役割を担ってくれているのである。

「体験の連続性がなくなる」ことのダメージ

「自分の体験の連続性が失われた経験」は、トラウマの特徴のひとつに挙げられる。たとえば、周囲の人間を基本的に信用していて、良好な人間関係を築けていた人が、一度のレイプ体験によってまったくの人間不信になってしまうことがある。

あるいは自分がいちばん信用していた人間から、手ひどい裏切りを受けたような場合も同様だ。

つまりトラウマの原因として、レイプのような犯罪被害や、災害、いじめ、戦争といった外的な要因と、信じていた人に裏切られたり、自分の心が急に変化するような内的な要因がある。いずれの場合も、自分の体験の連続性が途切れて激しいショックを受ける。

昨日、妻だった人は今日も妻である。昨日出勤した会社に今日も出勤する。離婚とか退職とかしない限り、日常は連続しているのが当たり前だ。

一夜明けたら、妻のはずの女性が、まったく自分のことを知らないといって騒ぎだしたり、出勤して「おはよう！」と挨拶したとき、部下も同僚もしらっとして怪訝《けげん》な顔を向けてきたりしたらどうだろうか。普通なら「夢だろう」「寝ぼけているんだろう」と思うはずだ。

それが夢でもないし、ありがちなSF小説でもないとしたら、とても平静ではいられない。激しいショックを感じるに違いない。自分の連続性を担保してくれていたものが、ポンと一瞬にして飛んでしまうのだから、かなりつらい体験になる。

日常性の断絶とは、つまりはそんな状態だ。

被災者が日常性を断ち切られ、激しい精神的ダメージを負ったのは言うまでもないが、東京など首都圏の人が、今回の東日本大震災で「日常体験の連続性」を失った衝撃は、一般に考えられている以上に大きかったと思われる。

たとえば大震災の当日、地震の直後から首都圏の鉄道はすべて止まった。道路は大渋滞で、タクシー待ちは二時間や三時間は当たり前、徒歩で帰宅する人が歩道に溢れた。コンビニから食料品や飲料水は消えた。都内だけでも「帰宅難民」は一〇万人を超えたと伝えられ、開放された公共施設などで一夜を明かしたのだった。前日まで、こんなことが現実になるとは誰も思っていなかった。

しかも週明けからは福島第一原子力発電所の事故と、電力不足による計画停電だ。「水と空気だけは安全」「スイッチを入れれば明かりがつく」といった、当たり前に享受してきた生活が危うくなったのである。

「常識の断裂」は妄想のきっかけになる

精神病理学では「自分の中での常識（当たり前のこと）」が断裂すると、統合失調症の症状である妄想が起きるきっかけになるという考え方がある。「自分は命を狙われている」とか「みんなが自分の悪口を言っている」などと訴え、周囲からするとものすごく非常識な世界に閉じこもっているように見えるのだが、当人にとってみれば、そちらが常識だ。

健康な人なら、自分の周りには世界も人もちゃんと存在しており、同じものが同じように見えたり、聞こえたりしているという信頼があってそれが常識と思っている。だから他人とも体験を共有できるのだが、この病気の患者さんはこの信頼がなくなるので、自分の考えや感覚を訂正することができなくなるのである。

そういった意味で、私たちがものすごく信頼をおいて当たり前に享受していた幸せが断裂したことは、多くの人にかなりのショックを与えたと思っている。

三月末、東京では「水道水から放射性物質が検出された。水が危ない」と言われ、多くの人があわててミネラルウォーターを買いに走ったけれども、どこに行っても売り切れているようなことも現実として起きた。これなどは「当たり前だったことが当たり前でなくなった」ことを象徴している。

さらに、私たちが今、快適に過ごせるのも電気があればこそ、である。電力が足りないから計画停電を実施するということになると、その種の「当たり前に信じてきたこと」が揺らいでしまう。

かつてエアコンは贅沢品とされたが、今では夏は冷房を使うのが当たり前になっている。一九九四年に埼玉県で、生活保護を受けていた高齢者が、猛暑の中で冷房をはずされたために脱水症状で入院する騒ぎなどが起きて、今や都市部では「健康で文化的な生活」を維持するために必要な電化製品という位置づけである。

功成《こうな》り名《な》を遂《と》げて大邸宅に住んでいる人も、マンション暮らしのサラリーマンも、平等に停電に遭う。「止まるかもしれない」と言われるようになって、電気も空気と同じように当たり前の存在になっていたことに、あらためて気づくのだ。

日本人の平和ボケと言ってしまえばそれまでだが、これほど資源の少ない国なのに、子どものころから思い出してみても、電気が止まったことがあまりない。停電といえば、せいぜい落雷したときくらいだろう。

この数十年、どんどん社会生活は便利になってきたし、快適かつ安全に暮らせることは、自明のこととして疑いもしなかったのである。それが「日常体験の連続性」だったが、大震災によってもろくも崩れた。茫然自失とする一方で、当たり前に享受してきた日常生活が失われるのを防ごうとして、買いだめに走ったと考えられる。

原発の安全神話崩壊より影響大

実はオイルショックの前後で起きた「買い占め」にも、同じ構造があった。

日本は資源の少ない国とはいえ、勤勉に働いてがんばって、オイルショックの起きる四、五年前にはＧＮＰで世界二位という、カネの稼げる国になっていた。焦土と化して、何もなくなったところから、自助努力で工業製品が作れるようになって外貨を稼いだのである。カネがあるのだから何でも買える、石油でも食料でも買える、輸入できると思っていたのである。そこには「がんばって豊かな国になった」「昨日より今日が便利に豊かになるのが当たり前」という体験の連続性があったわけだ。

ところが、湾岸諸国が原油の大幅な値上げと、原油生産の大幅削減を発表したものだから、カネはあっても「石油が買えない」という事態になって、大変なパニックになった。五〇代以上の人なら、トイレットペーパーの買い占め騒ぎをよく記憶しているはずだ。

今から考えれば、「なぜトイレットペーパーをあれほど血眼《ちまなこ》になって買い占めたのか」と疑問も湧くだろうが、やはり日常体験の連続性が途切れて、不安をかきたてられたことが大きかったのだと思われる。

しかし結局、「石油（原油）は多少高くなっても買える」ことになったから、パニックも収束した。連続性が保たれることが、わかったのである。

今回の大震災では、「原発は安全だ」という神話が崩れた。

もちろん本当に発生している事態が、どれくらい重大なことかは、厳密なところはわからない。しかし「安全だと信じていたほうが楽だし便利」だと、寄りかかってきた安全神話が、心理的には崩れてしまった。

安全神話がまず崩れ、さらには安全だと思っていた飲み水も危ないという話になり、野菜も、魚介類あるいは肉までも危ないとなって、さまざまな形でパニック心理が起きているのである。つまり、自分たちが当たり前だと思っていたものが当たり前でなくなる不安感を、振り払えなくなっているのだ。

原発問題が収束まで時間がかかるのは、もはや隠しようもない。事故から二か月も経ってようやくメルトダウンを認めるなど、隠蔽体質が次々と明らかになる東京電力や、フットワークの悪い政府の対応などから、また何か起きるのではないかと、国民はいつまでもこの不安感につきまとわれる可能性が高い。

放射性物質の汚染に対して「怖がらなさすぎも、怖がりすぎもよくない。正しく怖がりなさい」と言われるけれども、そうできるようになるためにもまず、心理面で起きていることを理解する必要がある。

日常体験の連続性が絶たれたという意味では、原発の安全神話崩壊よりも、停電

（の可能性）が与えた影響のほうが大きいと私は考えている。

「安心感が裏切られる」恐怖

一九九〇年代半ばまで、日本では終身雇用が続いていた。サラリーマンであれば、普通に働いている限りは、クビになるという心配は無用だったのだ。多少の愚痴《ぐち》はあるにしても「会社勤めとはそういうもんだ」などと言いながら、毎日、真面目に働いた。

日本人と会社の信頼関係はきわめて強固だった。

たとえばよく海外の経営者は、働かない人間をクビにしなければ、ほかの社員も働かなくなると言う。あるいは、よく働く人間には給料を多く払わないと働かなくなるとも言う。しかし、かつての日本は終身雇用で年功序列だったから、非常に優秀と目されても、若手が抜擢《ばってき》されて部長になるようなことはまずなかった。それなのに「世界中でいちばんよく働く」とされていたのである。

それはやはり「最後は会社がしっかり処遇してくれる」と信頼していたからだろう。若いときに職階として抜擢されなくても、出世コースとされる部署に回されて「年をとったら、きっと取締役になれるんだろうな」といったことが自他ともにわかる。非常に長期的な信頼関係があったわけだ。

ところが一九九〇年代半ばから、「このままでは日本経済がダメになる。国際競争に負けてしまう」と、当時の自民党政権はアメリカ型の競争社会へと舵《かじ》を切ったのだ。

終身雇用を崩壊させていくプロセスで、中高年をリストラする際、よく使われた言葉が「中高年は働きの割に給料が高い」だった。

しかし、私たちがよく思い出さないといけないのは、二〇代の若いころは残業が当たり前、めちゃくちゃに働かされたということだ。上司は「今、給料は安いけれどがんばれ。年をとったときに楽な割に給料はいいんだから」というような話をしてくれて、それを素直に信じてきたのである。

一〇年後、二〇年後、会社は裏切ることはないだろうという信頼があったからだが、これは会社にカネを貸しているのと同じことだ。リストラの名の下にクビにしてしまうのは、その信頼への裏切りだ。社員は激怒しなくてはいけない。

リストラを勧告されたりクビを宣告されたりすると、当然のことながら本人は激しいストレスを受ける。本人だけでなく、周囲の人に与える影響も非常に大きい。当たり前に思っていた人生設計が揺らぎ、安心感が覆されるために、非常に大きなショックを受けるのだ。

終身雇用・年功序列の崩壊はメンタルヘルスに大ダメージを与えた。先にも述べたように、一九九八年以降は一年に三万三〇〇〇人もの自殺者が出るようになってしまった。安心感が裏切られた結果とも言える。

簡単にクビにしなかった時代の日本は、年間の自殺者は今より一万人以上少なかったし、学力も世界のトップレベルだった。人生設計への不安要素が少なく、子どもの教育に力を入れられたのだから当然のことだ。

この安心感が回復しないことには、日本人はなかなか消費にカネを回さないだろうし、自殺もなかなか減らないと思う。

終身雇用・年功序列が今も前提の日本で

国際競争力や生産性を高めるためという大義名分の下、「みんなで裏切れば怖くない」とばかりに中高年を切り捨てた企業、福祉を打ち切って「痛みを伴う構造改革」を進めた自民党政権、その罪はきわめて大きい。

そもそも日本社会は、終身雇用や年功序列を前提とした体系になっている。たとえばヨーロッパであれば学校や医療費はタダだから、カネを貯めておかなくてもすむし、税金が高くても何とかなる。しかし日本は、年をとればとるほどカネがかかるようにできている。

つまり教育費や、住居費、今後かさむであろう医療費や老後の備えなどが必要になる。子どもが大きくなるほどカネがかかるし、年をとればとるほど医者通いも増えることは、誰だって知っている。だが、そういうシステムでも誰も文句を言わなかったのは、終身雇用で年功序列だったからであり、それを前提にした人生設計ができたからだ。

フラットな賃金体系にしたいのなら、その分、社会の体系を変えていかなくてはいけない。たとえば、せめて年収の二倍ほどで家が買えるのならば、長期のローンを組む必要もなくなるから、終身雇用でなくてもすむ。つまり年収の割に住居費が高すぎることも、変えなくてはならないことがわかるだろう。あらためて述べるまでもないが、さまざまな要素が絡み合って社会システムができあがっているわけだ。

終身雇用や年功序列を崩したことで、日本人が思い描いていた人生設計（幻想でもあるのだが）をたたきつぶしたのだ。それがいかにメンタルヘルスに悪いことだったか、国も経営者も気づいていない。

夏の暑さと節電、高齢者の死

夏の電力不足で冷房の自粛が叫ばれたり、計画停電で冷房が使えなくなったりすると、もっとも影響が出るのは高齢者である。

人間は寒さで死ぬことは意外に少ない。冬の死亡者の死因の多くはインフルエンザの流行など感染症だが、寒さ自体は服を何枚も着込んだり、毛布を余分に掛けたりすることで何とか乗り切れる。しかし夏場に暑い日が続くと、八〇代後半くらいの高齢者は食欲が落ち、少しずつ元気がなくなって死に至る。暑さで死ぬというと、熱射病をイメージするけれどもそれだけではない。高齢者では暑さによる衰弱死が多いのである。

数年前、ヨーロッパが猛暑に見舞われたとき、数万人の高齢者が亡くなったことがニュースになった。湿度が低く、冷房が普及していないヨーロッパならではの悲劇だった。

私の尊敬する高齢者医療の専門医の方と雑談していた際、冷房が普及する前、一九七〇年代前半までは、かなりの数の高齢者が夏場に亡くなっていたのだと聞いた。江戸時代の墓石に刻まれた故人の命日を調べたら、その多くが夏だったというデータもあるが、そこまでさかのぼらなくても、一九七五年くらいまでは夏の死は珍しくなかったのである。

私が医者になりたてのころ、一九八〇年代半ばだが、いわゆる特養老人ホームには冷房がなかった。かわいそうだからそろそろつけてあげようか、というくらいの時代である。およそ三〇年が経った今、老人福祉施設は当たり前のように全館冷暖房完備になっているし、生活保護を受けている人でも夏場のエアコン使用が認められている。現代では、都市住民は冷暖房も基本的人権だと思っていると言って過言ではないだろう。

人間は寒さよりも暑さで死ぬ。私の年代よりも若い医者はこのことを知らないし、ましてや高齢者医療をやっていない医者は知らないことだ。

しかし今後、夏になって冷房が使えない事態になると、高齢者で亡くなる人が昨年までに比べて急増する可能性がある。

原発事故の補償金のために電気料金が上がると言われている。それに加えて電力需要を抑制するためにも、料金を上げろという意見がある。けれども、これは貧しい人ほど犠牲になるから私は絶対に反対だ。

計画停電ならそのエリアで、一定の時間、電気が使えないのだからお互いさまだし、金持ちでも貧しくても同じように我慢することになる。

しかし料金値上げでは、年金暮らしで余裕のない人は「暑くても電気代も上がったことだし我慢しよう」となるのは明らかだ。厚生労働省の「二〇〇九年国民生活基礎調査」によると、高齢者世帯は九六二万三〇〇〇世帯で全世帯の二〇パーセントを占め、そのほぼ半数に近い四六三万一〇〇〇人が一人暮らしという。

高齢者には資産家も多いが、貧しい人たちもまた多い。お金はあっても概して「節約をしなければいけない」と刷り込まれている。電気料金が高額になると高齢者は、大げさでなく命の危険にさらされるのである。

大震災で変わる価値観

東日本大震災の発生以降、たしかに日本全体で、何かが変わった。

サバイバーズ・ギルトが起きていることや、日常性の断絶によって無力感や孤独感にとらわれているという心理的な側面については、先に述べてきたとおりである。

その一方で、手詰まり感のあった日本社会を見直す機会にもなった。たとえば、世界のマスメディアが、巨大地震直後にとった日本人の行動を絶賛してくれたことで、日本人の自己愛は大きく満たされた。

被災地では悲惨な状況下でも、他者を気遣うマナーを持ち合わせていることや、略奪や暴動が起きなかったことが称賛されていた。惨事の渦中でも、他人への配慮を忘れない文化に世界中が驚いたのである。日本人にとってはむしろ当然のことだったが、あらためてほめられたことで、誇らしい気持ちになったはずだ。

私たち自身も、自然に「こういう状況なので、みんなで助け合わなければいけない」という思いになった。先にも述べたように、日本人は競争よりも助け合いが性に合っていることを、再認識したのである。

自分たちの価値観が変わったように感じている人も多いと思う。

東京では銀座や六本木のような繁華街から客足が遠ざかった。これは多くの人たちが何かあったとき、すぐに自宅に帰ることを優先するようになったからだろう。仕事や個人的な息抜きよりも、家族と一緒にいることを大切にするようになったのだ。

被災地では一万五〇〇〇人以上の方が亡くなっているし、今でも多くの人が大変な苦労をしているから、軽々しくこれをチャンスとは言いにくい。しかし、この未曾有の災害（原発事故は人災だろうが）は、私たち日本人が迷い込んでいた袋小路を脱出する機会として考えたほうがいい。やはりこの機会を生かさない手はない。

第二次世界大戦の敗北は、その後の飛躍的な復興のきっかけになった。焼け出されて貧乏になって苦労した人も多かったし、我慢を強いられることも多かったが、戦前のさまざまなしがらみが消えて、新しい社会システムを再構築するきっかけにもなったのである。

〈禁止〉でパワーを発揮する日本人

原子力が使えなくなることも、日本にとってはむしろチャンスかもしれない。日本人は禁止されることに対して不思議なパワーを発揮するからだ。

たとえば、日本の医学界では、長らく脳死による臓器移植が禁止されていた。そのため、人工心臓の開発や生体肝移植など、臓器移植をしなくても、人の命を救えるようにさまざまな工夫がなされた。実際、臓器移植が事実上禁止されていたころは、日本の人工心臓は世界一のレベルだったのだ。

ところが脳死による移植が認められ、国内でも心臓移植が行われるようになってからの進歩はかなり遅い。

オイルショックのようなエネルギー危機を何度も経たことで、日本の省エネ技術は世界トップクラスになったことなど、あらためて述べるまでもない。逆境をはねかえす創意工夫は、日本人の大きな特徴である。

この種の大真面目なことに限らない。くだらないことでも禁止や逆境がもたらした効用はたくさんある。

日本の風俗産業は世界一バラエティに富んでいて、むしろ「つまらない」セックスだけで性欲をみたす諸外国と比べて、ずっと面白いという話を聞いたことがある。売春そのものが非合法なだけに、さまざまな「技術」が開発されたのだろう。

来日したロック・ミュージシャンやスポーツ選手が楽しみにしているのが、秋葉原での家電製品のショッピングと、吉原のソープランドだという都市伝説があるが、さもありなんというところだ。

ポルノも解禁されていない分だけ、昔の日活ロマンポルノから最近のソフト・オン・デマンドまで、ユニークなポルノが、合法作品として生まれている。

要するに、日本人には医学からエロまで、禁止されると工夫せずにはいられないDNAが組み込まれているということである。原発が使えないとなると、日本人はかなりの工夫を考えるに違いない。

社会の転換点としての東日本大震災

もっともこうした日本人の不思議なパワーが発揮されるのは、中長期的なことだから、今年の夏はかなり暑い思いをする可能性も高い。

極端なことを言えば、電力不足で冷房が使えず、高齢者がたくさん亡くなる可能性もないとは言えない。そうなったとき、やはり電力確保のために原発が必要だという話になって「原発を運転してください」「もっと原発を作らせてください」と、地方に平身低頭することを、都市住民は望むのだろうか。あるいは東京湾でも大阪湾でも、本気で原発を作ろうという機運が盛り上がるのだろうか。

もしかすると昔のように夏に高齢者がたくさん亡くなると、年金財政も医療財政も楽になるから、結果オーライという話が厚生労働省あたりから出てくるのではないか、と勘繰ったりもしてしまう。

いや案外、助け合いや譲り合いの精神を発揮して、電力不足も夏の暑さも乗り切ってしまうかもしれない。そうなると、電力が足りないから原発が必要だと主張してきた電力会社や、国策として推進してきた歴代政権の論拠は何だったのだということになる。もちろんその陰で多数の高齢者が亡くなってしまうかもしれないが。

東日本大震災や原発事故によって、東京への一極集中はリスクが高いことが身にしみてわかった。まともな経営者なら、本社機能は本当に東京に置く必要があるのか、分散させることはできないのかと検討しているだろう。

ただ首都機能の分散には一〇年単位の時間がかかる。一方、電力の節約については待ったなしだから、なんらかの結論が出るに違いない。

いずれにしても、「3・11」は人々の意識を大きく変え、社会の転換点になるはずだ。「今まで気づかなかったこと」や「気づかないふりをしてきたこと」に対して、真剣に考えるきっかけになるに違いない。

米軍基地の多くを沖縄県に押しつけていることは、過疎地を抱えた地方に原発を押しつけていることと同じ構造だと知れ渡ったわけだし、少なくともまともな思考のできる人なら、こうした問題をいつまでもごまかしておくことはできないと気づいたはずである。

震災を通して感じたさまざまなことを、本気で議論するきっかけにするべきだと、私は思っている。

第2章

対象喪失をどう乗り越えるか

――悲しみに直面したときの心のメカニズム

愛する人、場所を失う体験〈対象喪失〉

東日本大震災では激しい地震だけでなく、岩手県から福島県までという広い範囲を、予想もしなかった大津波が襲ったため、きわめて大きな被害が発生した。

防波堤を越えた津波が、家も街も港も農地も何もかものみ込んでしまったのだ。たくさんの人命が失われ、なんとか生き残ったものの肉親や友人・知人を亡くしたという人は数知れない。さらに家やクルマなど、財産がすっかり流された人、借金だけが残ったという人も非常に多い。

前章でも少し触れたことだが、近親者など大切な人との死別や、家や財産、さらには故郷をなくすような、愛情と依存の対象を失う体験を精神医学の分野では「対象喪失」と呼んでいる。

対象喪失は、人間が経験するストレスの中でも重大なものであり、比較的頻度が高い。大切な人との死別はそう頻繁には起きないかもしれないが、愛する人にフラれることも、ペットが死んでしまうことも、子どもが大学に入ったり就職したりして独立することも対象喪失だし、大切にしていたカメラを旅先で盗まれてしまうというようなことも対象喪失になりうる。また事故で脚を切断したとか、会社をクビになったとか、地位や名誉を失ったなどということも原因になる。実在する人やモノだけでなく、社会的役割や身体的機能の喪失や低下も対象喪失になる。

これらは、外的な原因だから外的対象喪失と呼ばれる。一方、自分で理想化したイメージが壊れたことで激しいショックを感じるような内的対象喪失もある。

たとえば、恋愛中の恋人のことを「趣味も一致しているし、能力も素晴らしい。私の考えに必ず賛成してくれる」と、勝手にイメージを育て上げているケースがままある。いいところばかり見て、理想化した恋人像を作り上げているわけだが、残念ながらこんな美しい誤解はいつまでも続かない。しばらくすると「こんな人間とは思わなかった」と、激しく裏切られた気持ちになったり幻滅したりする。

あるいは、仕事ができると尊敬していた先輩が、自分ではしないような失敗をしたとき、激しく幻滅して必要以上に怒ったり落ち込んだりする。いわば「思い込み」が壊れてしまうことで、内的対象喪失が起きるわけである。
このように人間が生きている限り、強弱はさまざまだが、何かを失うことで衝撃を受けることは避けられない。

変化に適応するためのストレス[Holmes,T.]

出来事	ストレス値
配偶者の死	100
離婚	73
配偶者との別れ	65
拘禁	63
親密な家族メンバーの死	63
怪我や病気	53
結婚	50
職を失うこと	47
引退	45
家族メンバーの健康上の変化	44
妊娠	40
性的な障害	39
新しい家族メンバーの獲得	39
職業上の再適応	39
経済状況の変化	38
親密な友人の死	37
仕事・職業上の方針の変更	36
配偶者とのトラブル	35
借金が1万ドル以上に及ぶ	31
借金やローンのトラブル	30
仕事上の責任の変化	29
息子や娘が家を離れる	29
法律上のトラブル	29
特別な成功	28
妻が働き始めるか、仕事をやめる	26
学校に行き始めるか、仕事をやめる	26
生活条件の変化	25
個人的な習慣の変更	24
職場の上役(ボス)とのトラブル	23
労働時間や労働条件の変化	20
住居の変化	20

[Comprehensive Textbook of Psychiatry, edited by Freedman, A. et al,1975. より]

アメリカの精神科医ホルムスとラーエによる、人生でのさまざまな身辺の変化が、どのくらいのストレスになるのか、ストレス値として発表した有名な研究がある。(図表参照)。これによると配偶者の死がもっとも高く、離婚、配偶者との別れと続いている。

愛する対象を失った悲しみと絶望が、身体的にも悪い影響を与えることは、昔から知られていた。恋人にフラれて重病になってしまう物語は、落語にもオペラにもある。今では精神神経免疫学という分野で、その仕組みが解明されつつあるけれども、心の健康をどうやって回復していくかは、精神医学や心理学からのアプローチが必要になる。

今回の大震災のような大きな悲しみに直面したときの心のメカニズムや、乗り越えるために本人や周囲はどうすればいいのか、何ができるのか、以下に述べていこうと思う。

対象喪失から立ち直るときに成長する

突然の事故や近親者の急死などで、対象喪失に直面すると、人間はそのショックによって感情的になり、いわゆるパニック状態になる。取り乱しておろおろするなど、急性の「情緒危機」と呼ばれる状態になる。

興奮したり錯乱したりして、とりとめのないことを口走ったり、泣き叫んだりすることもある。動悸が激しくなったり、息苦しくなったり、胸が締め付けられ、手足がしびれるような感覚に襲われて立っていられなくなるような身体症状も現れるし、失神してしまう場合もある。

もっともこうしたパニック状態になるような情緒危機は、比較的早く収まる。日常に向き合ううちに、次第に回復していくわけだ。大切な人が死んでしまったり、会社をクビになったり、恋人にフラれたという場合も含めて、対象を失ってしばらくは「この先、どうなるのか」と不安にとらわれているわけだが、次第に気持ちも落ち着いて、新しい日々へと適応できるようになる。

しかしこれですっかり回復するのではない。急性期を脱した後、「持続的な悲哀」と呼ばれる過程が訪れる。折に触れ悲しい気持ちになったり、思い出して涙が出てくるような悲しみが続いたりする状態である。

情緒危機が外的な状況に対する適応であるのに対して、持続的な悲哀での心理は、体験者それぞれの内面的な営みであるという違いがある。ここを乗り越えて、対象喪失から立ち直っていくわけだが、そのとき、人間的に成長しているのである。

このことにもっと注目したほうがいい。対象喪失はときとして、激しく取り乱して悲しんだり、無気力になったりするから、避けるべきものととらえる人もいるかもしれない。

近親者の死を望む人などいないけれども、何らかの対象喪失による悲しみを乗り越えながら「大人」になっていくのだとも言えるだろう。

大震災のような状況はあまりにも過酷だが、本来、対象喪失とはそういう性質のものなのだ。

立ち直るまでの心理過程

日本では人が亡くなったとき、一周忌までは喪中とされ、この間は年賀状や年始の挨拶を控えるのが習慣だ。これは理に適《かな》っていて、一般に人間はだいたい一年ほどの時間が経つと、悲しみから立ち直る。逆の言い方をすれば、悲しみから立ち直るまでに一年くらいはかかるということだ。

古くから、配偶者を失った人の死亡率が高いという研究が数多く発表されており、死別など離別のショックが生命にも影響することが明らかにされてきた。どの研究でも死別後半年から一年以内の死亡率が高い。このことも、人間は一年ほどかかって対象喪失から心と体の健康を回復していくことを示している。

ただし、愛する対象をなくしたことを、時間が経つことで忘れてしまうわけではない。

その一年なら一年の間に、何度も思い出して悲しんだり、「ああすればよかった、こうすればよかった」と後悔したり、さまざまな感情の動きを繰り返すうちに、少しずつ対象を失ったことを受け入れていくのだ。

精神分析の創始者であるフロイトは、この一連の心の動きを「悲哀の仕事」(または「喪の仕事：mourning work モーニング・ワーク」)と呼んだ。対象喪失を経験した人は、「悲哀の仕事」というプロセスを経て元気になっていくと考えたわけだ。

たとえば恋人や配偶者を失った場合、「大切な人はもういない」と頭ではわかっていても、「どうしてももう一度会いたい」と思う気持ちがおさえられないケースもよくある。「どこかで生きているのではないか」「死んだというのは何かの間違いだ」と、現実が認められない人もいる。探し出そうとしたけれども、やはり結局は見つからない。そうなったとき激しい絶望感に駆られたりもする。

それでもこうした心理状態を繰り返すプロセスを経て、現実を受容して立ち直っていく。今回の大震災の被災者は、今、まさにこうした感情の渦中にいる。

大切なのは、少なくとも一年くらいの間は、無理に悲しみを忘れようとしないことだ。周囲にいる人は、こうした一連の感情は当然なこととして、理解しておくことが必要だ。

悲しみをおさえ込んだり、苦痛から逃避したりして、十分に感情を吐き出し動かすプロセスを踏んでいないと、後々、うつ状態に陥るなど心身に症状が現れるケースも出てくる。

私たちの年代、五〇歳前後くらいから親を亡くす人が増えていくのだが、その際にこんな体験をする人がときどきいる。死別してしばらくは葬儀だ四十九日だとあわただしく、会社の人も参列してくれて気を遣ってくれ、自分も早く仕事に復帰しなくてはと気が張っている。だが、一段落すると、亡くなった親への気持ちが溢れてかえって精神的につらくなる、という人は意外に多い。

友人や同僚、家族などが、悲しんでいる当事者に、早く立ち直ってもらいたいという気持ちになるのはよくわかるけれども、悲しみのプロセスをショートカットしないよう、見守る姿勢のほうが、はるかに本人のためになるのだ。

悲しみを乗り越えるまでの五段階

「悲哀の仕事」というプロセスがあるという、フロイトの考えを引き継いでいて有名なのが、スイスの精神科医、エリザベス・キューブラー＝ロスが著書『死ぬ瞬間』で発表した五段階だ。これは、末期ガン患者が死を受容するまでに五段階の心理状態があるというもので、健康という何にも代えがたいものを失った人が、心の安定を得るまでが示されている。

自分の健康や生命に限らず、一般的な対象喪失の際、あるいはガンで余命が宣告された際などに悲しみを乗り越えるまでの反応としては、以下のようなプロセスをたどると考えられている。

①否認　「え？　嘘だろ？」と、現実を認めない。電話で知らされた場合など「何かの間違いだ！」と信じない。自分の目で見ても、夢を見ているのではないかと思い込

もうとする。

②怒り　「なぜ私だけこんな目に遭うんだ！」「なんでこんなことが起きるんだ！」など、怒りを周囲に向ける。激しく八つ当たりする。

③取引　「財産はすべてさし出すから命だけは助けて」と、医者や神仏と取引をしようとする。

④抑うつ　何をしてもムダであることを知って、うつ状態になる。外出や食事もおっくうになってしまう。

⑤受容　「失ったことは忘れない。でももう一度、前向きに生きていこう。自分にできることはそれだけだ」と、現実を受け入れる。

必ずしも順番どおりとは限らないが、多くの場合、この段階を経ていく。

私が監督した映画「受験のシンデレラ」でも、富も名声も手に入れた塾講師が、「末期ガンで余命一年半」という宣告を受けた後の描き方は、これに則《のっと》っている。

末期ガンの宣告を受けたカリスマ塾講師が、最初は「何で俺なんだ」と当たり散らして怒り狂う。主治医に大金を積んで「俺だけは助けられるだろう」「重粒子線《じゅうりゅうしせん》はあるだろうし何とか治してくれ」と頼み込む。

緩和ケアを勧められて、もう助からないことを悟り「自分の人生は何だったのだろう」と激しく落ち込んでいたある日、高校を中退した少女に出会う。彼は、貧しいこの少女を東大に合格させ人生を変えてやることを、自分の最後の使命と決めて、すべての受験テクニックを伝授していくのだ。

〈忘れる〉のではなく〈受け入れる〉

死別や離別のような人との別れや、地位、財産、健康などを失うような外的な喪失であれ、自分が理想化していたことが「裏切られた」と感じるような内的な場合であれ、愛する対象をなくしたとき、心の平穏を取り戻すまでには段階がある。

それが①否認、②怒り、③取引、④抑うつ、⑤受容なのだが、必ずしも順番どおりに進むとは限らない。「死に向かう心理」はおおむねこうした段階を経る、ということだ。

だから嘆き悲しんで、怒り出したり、落ち込んで塞《ふさ》ぎ込んでしまったりすることは当たり前の反応なのだ。深く落ち込んでいる人に「前向きに生きなきゃダメだ」だの「がんばろう」だの言っても、心には届かない。

また、激しいショックを受けたはずなのに、意外に涼しい顔をしている人もいる。あまりに大きな不幸に襲われたときに、「頭では理解しているんだけど、実感が湧かなくて涙が出ない」とか、喪失からさほど時間が経っていないのに「大丈夫です。つらくありません」と言うようなケースだ。これは対象喪失を乗り越えたのではなくて、激しい衝撃から心を守ろうとする防御機能が働いて、感情との回路が切断されているのである。

だから「意外に元気そうで安心した」と思っていたのに、後から激しく落ち込んで、引きこもりのようになる人、ひどい場合は自殺に走る人さえいるので、注意しなくてはいけない。

したがって一見平静で落ち着いている人は、泣きわめいている人よりも、感情がおさえ込まれている可能性がある。対象喪失からの立ち直りという意味では、しっかり泣いて感情を露わにするほうが自然である。

精神医学の世界では躁的防衛という言葉がある。ひどく悲しいことや落ち込むことがあると、逆にとことんがんばってしまうとか、気が張って不眠不休になってしまうとか、周囲の援助を全部拒絶してしまうなどの反応が起こる。これも決して健全な心のありようではない。

立ち直りのプロセスの第一歩は、事実に目を向け、受け止めることであり、立ち直って元気になるのは、喪失体験を忘れてしまうことではなく、「以前と同じ日々は戻ってこないのだ」と受け入れることなのだ。

対象喪失からうつになるケースとは

時間をかけて「喪の仕事（悲哀の仕事）」を行い、失った事実を受け入れることで、別の対象に愛を向けられるようになる。

繰り返し述べたとおり、対象喪失によって一時的に、感情が不安定になったり、落ち込んでうつ状態になったりするのは、正常な反応だ。だが一方で、いつまでも深く落ち込んでつらい気持ちから抜け出せず、何ごとにも興味が持てなくなったり、自分はダメな人間だという思いから離れられなくなったりと、うつ病になってしまうケースがある。

実は、愛するものを失ったときの「悲しみ」と「うつ」を区別したのがフロイトだ。フロイトは、正常に立ち直っていくケースと、病的なうつになってしまう過程を比較して、病的な人の場合は対象喪失イコール自我喪失になるとした。つまり、同じように母親を亡くした人でもうつになる人とならない人がいる。うつになる人は、母親との関係が未分化で、対象（母親）が亡くなったことを、自分そのものを失ったようにとらえているためだと論じている。

生まれて間もない子どもは、自分と母親の区別はついていないし、幼い子どもがわがままに振る舞うのは、自分と他人の区別がついていないからだ。自他の区別がついて大人になる。フロイトは「自他の分化が成立した精神レベルで、初めて悲哀の仕事ができる」としている。

これは現代の感覚からすると、ちょっと冷淡な「上から目線」だと感じる人もいるかもしれない。おそらくフロイトの時代は今よりずっと寿命も短かったから、若くして親と死別することも多かった。その分、子どもの自立も早かっただろうし、親の死をきっかけに一皮むけていく人がずっと多かったはずだが、情緒的に親離れ、子離れができていないケースも目立ったのだと思われる。

今、多くの人は「失った対象と自分とは別の人間であって、別の人生があるのが当然じゃないか」と、理解しているはずだ。だが、頭ではそう思っていても、配偶者や恋人の場合などお互いが一心同体のような関係になっていることも多いし、感情的には未分化というケースも多いから、今でも案外、うつの原因になっているのである。

また、第1章で触れたようにサバイバーズ・ギルトもうつの原因になる。

東京都内でも放射能汚染があることが報道され、「外で遊ばせられなくて子どもに申し訳ない」と悩んで、うつ状態になった若い母親もいた。

今回の震災に限らず、「生き残って申し訳ない」「自分がしっかりしていれば助けられたのに」という思いに悩む人は、事故や災害の場合必ずいる。火事で自分は生き残って、子どもが亡くなったという親などその典型で、うつへとつながるケースが多いのだ。

東日本大震災では、市役所の建物がどんどん津波にのまれていったとき、市の職員が「屋上に上がってください」と誘導して、多くの人が助かったのだが、その職員は亡くなってしまったという例もあった。そういう事態を目《ま》の当たりにすると、人間はサバイバーズ・ギルトにとらわれてしまう。

被災者とPTSD

東日本大震災では非常に多くの人が、非常に厳しい喪失体験をした。

被災直後から、圧倒的な現実の前に呆然とする被災者の様子が、テレビのニュースや新聞で繰り返し伝えられたから「精神的なケアは大丈夫なのだろうか」「トラウマを負ってPTSDになるのでは？」と心配した人も多かった。

私も、マスコミやさまざまな人から「ＰＴＳＤを患った人がたくさんいるのではないか？　何か自分たちにできることはありませんか？」と尋ねられた。

ＰＴＳＤという言葉は、今や広く知られている。そのきっかけは、一九九五年の阪神・淡路大震災と地下鉄サリン事件によって、テレビや新聞で繰り返し取り上げられたことだった。その後、二〇〇五年に兵庫県尼崎市で発生したＪＲ福知山《ふくちやま》線（宝塚線）脱線事故でも、乗り合わせた乗客に長くＰＴＳＤに苦しむ人が少なからずいて、関心を集めることになった。

これは心的外傷後ストレス障害（Post Traumatic Stress Disorder）の略で、災害、事故、戦争、犯罪被害、いじめなどを体験することで心の傷（トラウマ）を負った場合、大別して以下の三つの反応が抜けない状態を指している。

①再体験

思い出したくないのにトラウマとなった出来事が頭に浮かんでくる。つらい体験と同じようなニュースを見ると、ひどく気分が悪くなることもある。思い出すたび、毎回あらたに体験しているような感覚がある。

もっとも激しく、つらい症状がフラッシュバックだ。体験当時の痛みやにおいまで感じるほど、記憶がなまなましく再現される。

②回避

トラウマの原因になった障害や関連する事物を避ける傾向のことをいうが、実際に、トラウマのあった場所に行かないという形より、心理的に回避するパターンが多い。たとえば、事件や震災前後の記憶が思いだせなかったり、忘れてしまうという傾向や、感情鈍麻となって、いろいろなことに感情がもてなくなったり、トラウマとなった事件だけでなくものごと全般に関心や興味が失われ、昼行燈のような状態になる。

③過覚醒

強い緊張感から解放されず、神経が過敏になって、ちょっとした物音にひどく驚くような症状が出る。なんでもないことなのに急に怒りだすなど過剰に反応してしまう。

この三つはPTSDの中核症状といわれ、そのすべてが一か月以上続く場合にPTSDと診断されるのだ（アメリカ精神医学会の診断基準DSM－Ⅳ－TR）。

トラウマに対する反応は人によって大きく違う。被害が軽くても症状が出る人もいるし、あまりショックを受けない人もいる。

本当はつらいのに感情が凍結したようになって、悲しさや苦しさを表さなくなる反応があって、周りから「意外に元気だね」と誤解されがちなケースもある。目立ちにくいがこれは「解離」というトラウマへの反応だ。ひどくなると多重人格のようになってしまうケースもある。

こうした大小さまざまな心理的、身体的な症状や変化がトラウマによって引き起こされるのだが、その一形態がPTSDなのである。

またトラウマを負うと必ずPTSDになるわけではなく、苛烈な体験であるレイプでも、PTSDになるのはおよそ半数で、残りの半数は発症しない。ただしPTSDにならなくても、そうした出来事をきっかけにうつになる人やアルコールなどの依存症になる人もいるから、もちろん放置しておいていいというわけではない。

直後から起きる、急性ストレス障害

先の診断基準で述べたように、PTSDは被災や事件、事故などショッキングな出来事から一か月経過をみないと診断されない。

しかし、直後から再体験、回避、過覚醒などの症状で苦しむ人もいる。この三つの中核症状に加えて、現実感が失われ自分が自分でないように感じる解離症状がある場合、「急性ストレス障害（ASD＝Acute Stress Disorder）」と診断される。

解離症状の有無も重視されるこの急性ストレス障害の場合、一か月経ったときにPTSDを発症する可能性が高い。つらくないはずがないのに、平然としているような場合は、感情が麻痺したようになって実感がともなわない解離症状が疑われる。

気にとめて声をかけたり、近くにいて寄り添ったりするだけでもサポートになる。日常の用事を手伝う、話を聞くなどして、心理面でも生活面でも支えていくことで解離が軽症でおさえられ、ＰＴＳＤの予防につながるのだ。

ところが解離症状がある場合、調子がいいときにはそのように見えるので、「しっかりしていて元気そうだから、この人にサポートは要《い》らないだろう」とほったらかしにされやすい。「精神的に安定しているタフな人」と誤解されてしまうと、後になってＰＴＳＤに苦しむことになりがちだ。

被災者の場合、避難所などで周囲に顔見知りがいればこうしたサポートもしやすいだろう。ボランティアとして関わっていく場合、こうしたことを知っておくことも必要になる。一方、自宅で一人暮らしという場合、周囲の目も手も届かない可能性があるから、注意が必要だろう。

〈睡眠〉と〈食事〉と〈散歩〉――心の応急処置

ただ、被災直後のような急性期には「心のケア」よりも優先順位の高いことがある。

災害医療の現場は、何よりも救命に全力を上げている。実際に現地で医療活動に当たった人たちは「今はそれどころではない。心のケアって今の話じゃない」と、口を揃えて言う。人的資源も薬も時間も、何もかも限られた中では、生命の危機に瀕している人を助けるのが最優先なのだ。

マスコミは気が早いから、被害状況の報道が一段落して、被災者の様子を伝えるとなると「心のケアはどうしましょう?」となるわけだが、うつやPTSDが問題になってくるのは、対象喪失を経験してから、少なくとも二週間から一か月という時間が経ってからだ。

いきなり「被災者の心のケア」と言われても、われわれ精神科医も違和感を感じるし、災害医療に携わる人が「それどころじゃないんだよ」と言いたくなる気持ちは、非常によくわかる。

とはいうものの震災のような過酷な体験をしたときに、心の応急処置としてできることがある。それが睡眠と食事と散歩である。と述べると、一様に怪訝な顔をされるのだが、これはしばらく経ってからうつにならないようにするためだ。

心の健康は、生物学的な基盤に負うところが大きい。人間が生物として活力をなんとか保っておくために、睡眠と食事と散歩が必須になる。

精神的なダメージを受けて眠れなくなることも多いのだが、避難所には大勢の人がいてプライバシーもないからリラックスもできず、ますます眠れない。そんな状態が一週間、二週間続くと、うつのリスクが非常に高くなる。

だからもし災害医療の人が避難所に行くのであれば、ひとつだけお願いしたいことがある。その避難所でまったく眠れていない人に、睡眠導入剤を処方してあげてほしい。医師でないと処方できないのだが、まず、しっかり睡眠をとれるようにすることが基本なのだ。

これは肉親を失って塞ぎこんでいる人や、家を流されて落ち込んでいる人に対して、うつ病だとしていきなり薬を出すのとはまったく違う。その状態が一週間、二週間と続いたらうつ病が疑われることになるが、こうしたショッキングな体験をした後は、塞ぎこんだり落ち込んだり、眠れなかったり、食事がのどを通らないといった日が数日続いても、異常な反応ではないからだ。

セロトニンの材料が必要

うつの起きる原因を細胞レベルで見ると、シナプス（神経細胞の接合部）で、信号の伝達が悪くなっている状態だと考えられている。

シナプスにはごくわずかの隙間があって、電気信号で届いた刺激により、セロトニンという神経伝達物質が放出されて、この隙間を伝わる仕組みである。ところが放出されたセロトニンを受け手であるレセプターがうまくキャッチできなくて信号が伝わらず、やる気の減退や気分の停滞を招いているのがうつ病のモデルである。

今、うつ病の治療で多く使われている薬・ＳＳＲＩ（Selective Serotonin Reuptake Inhibitors ＝選択的セロトニン再取り込み阻害薬）は、シナプスの中でセロトニン濃度を高める働きをする。レセプターがキャッチし損ねたセロトニンは、放出側に再取り込み（吸収）されてしまうのだが、ＳＳＲＩはそれを邪魔するのである。

とはいえシナプス内での再取り込みを妨げることで、セロトニン濃度を多少は高めても、放出されるセロトニンを増やすわけではない。少しくらい濃度を高めても、セロトニンの絶対量が少なければ、うつ症状が改善しないことも起こり得る。

そのセロトニンの材料になるのが、トリプトファンという必須アミノ酸の一種で、これは肉や魚のタンパク質に多く含まれている。

数日間、タンパク質を摂らなくても、まず問題は起きないが、避難所生活などでカップ麺やおにぎりばかりが続くと、セロトニンが不足する可能性がある。そんな心配をしながらニュースを見ていたら、ボランティアの炊き出しだろうか、豚汁が振る舞われていた。これは非常にいいことだと思う。豚肉からタンパク質とともに脂肪も取れるからだ。

豚汁は寒さに震える被災者を、文字どおりに「体も心も」温めたのである。

昨今、豚肉の脂肪というと「太る」「メタボが心配」「コレステロールが多くて体に悪いんじゃないか」と反射的に思われがちだが、そうではない。

豚肉はトリプトファンとそれ以外の必須アミノ酸をバランスよく大量に含んだアミノ酸スコアの高い食品だ。いわゆる良質なタンパク源だし、脂肪に含まれ何かと目の敵《かたき》にされるコレステロールも、実は脳にセロトニンを運ぶ働きがある。肉を食べると、なんとなく幸せになったり、力が湧くような気がするのは、こうした理由も働いているわけだ。

健康志向が高まってメタボを避けようとするあまり、日本人はかえって体に悪いことをしている。そのことを私は『「がまん」するから老化する』（ＰＨＰ新書）で指摘したのだが、肉や脂肪はむしろ必要なのである。まして被災後の混乱をきわめた時期には、「セロトニンを補う食事」という発想にはなりにくい。

だが、タンパク質の不足が長びくと、心の健康の基盤になる生物学的な側面を損ねてしまう恐れがある。物資が何もかも不足している避難所で「肉を食べたほうがいい」といっても、ないものねだりになる恐れがあるのは承知の上だが、魚肉ソーセージでも缶詰でも、タンパク質の摂取がメンタルヘルスには必要であることは指摘しておきたい。

脳が異常を起こさないために

心の応急処置として挙げた最後のひとつが散歩である。

とくに寒くて（今は暑さが問題だが）薄暗い避難所にいるのであれば、天気のいい昼間だけでも太陽の光を浴びて散歩することが、意外に心のケアになる。日光浴をしながら歩くと、脳幹の中央にある「縫線核《ほうせんかく》」が刺激されて、セロトニンを増やすことができる。

また、日光を浴びると、夜にはメラトニンという睡眠に深く関係している物質が増えるので、睡眠の質も向上する。

こうして述べてきたことは、急性期には、人間の脳があとあと異常を起こさないための予防活動を中心にすることがまず大切、という考え方に基づいている。

急性ストレス障害の解離に関して少し触れたように、周囲のサポートが大切な場合もあるから「つらかったね」「寂しいね」などと声をかけることも必要になるかもしれない。

「震災うつ」「震災トラウマ」という新語も登場しているから、心のケアをどうすればいいのかと心配になった人もいるだろう。ただ急性期に関して言えば、必要以上に「かわいそうだったね」などと接することで、かえって自分がかわいそうな人間だと思い込んで、トラウマが深くなる人がいないとは言えない。

「暗示効果」と呼ばれる問題だ。これについては後に詳述しよう。

生き残れるかどうかが精一杯という状態や、頭が混乱している状態のときには無理に声をかけて話を聞くことよりも、当たり前の生活リズムを確保することのほうが後遺症を少なくできるのではないかと思う。

悩み始めるのは一段落してから

被災後一か月経ち、二か月経ちとなると状況が変わってくる。

心のつらさを訴える人が増えてくるのは一段落してからだ。阪神・淡路大震災に比べると、被害が広い範囲できわめて大きかったし、役場など行政が壊滅した地域もあって復興に時間がかかっているようだが、仮設住宅に移ったとか、流通も改善してきたとか、少し落ち着いてきてから悩んだり苦しんだりし始める。

「このまま家もないまま年を取っていくのだろうか」

「仕事を探さないといけないことはわかっているのに、どうしてもやる気が出ない」

などと、将来への不安が高まるのだ。

「あのとき自分が声をかけていれば、あの家族は助かったんじゃないだろうか」と、サバイバーズ・ギルトで自責的になる人もいるだろう。あるいは「なぜ俺たちだけ、こんなひどい目に遭わないといけないんだ」と怒りが溢れてくることもあるはずだ。

こうしたとき、感情を露わにすることはむしろ望ましい。周囲はそのことを理解して、十分に気持ちを引き出すようにしたいが、無理に聞き出してはいけない。寄り添っている、というスタンスが重要だ。

一か月くらい経って、少し考える余裕が出てくるころから、急にひどく悲しくなったり、何をするにも気力が湧かなかったりするのである。また、悪夢を見ることやフラッシュバックも増え、ＰＴＳＤと診断されて、治療が必要になる場合も出てくる。症状が診断基準を満たさない場合も、生活に支障があれば治療であれサポートであれ、なにがしかの対処が必要だ。

ここでひとつ大切なことは、トラウマとなった体験以前に戻ることはできない、ということだ。大ケガが治っても皮膚に傷跡が残るように、心の傷もすっかり消すことはできない。記憶を消すことはできないのだ。むしろ逆に、つらいからといって本人も思い出せないほど記憶を封印してしまったケースでは、後から問題が起きやすい。

トラウマやＰＴＳＤの治療とは、つらい記憶に悩まされることを少しずつでも軽減していって、できるだけ以前の生活に近づけてあらたな日々を送れるようにすることなのだ。

街や地域の復興に関しても「元どおりにはできない。でも、以前に近い暮らしがあらたにできるように」という観点で進められていくはずだ。「体験を乗り越える」とは、これと同じで、元どおりになることでなく、新しい日々の中で、あらたな社会生活ができるようになることだと、まず理解していただきたい。

ＰＴＳＤの起源・歴史

かつてはトラウマによるさまざまな症状は、心が弱いから起こるのだと見なされていた。

アメリカの南北戦争（一八六一〜一八六五）のころから「ソルジャーズ・ハート」という、戦争が終わってからも勝手に心臓の動悸が激しくなるような症状が知られていた。しかし、「ソルジャーズ・ハートになるような人間は、男らしくないダメなやつ」と思われていたから、堂々と名乗り出て治療を受ける患者はまずいなかった。

第二次世界大戦や朝鮮戦争のころまで、こうした見方がされていたのである。

また精神医学の世界でも、こうしたトラウマ反応の治療や研究をする医師は傍流だった。それが変わったきっかけは、一九七五年に終結したベトナム戦争だった。

ベトナム戦争そのものが、アメリカ国民からあまり肯定的に受け止められていなかったこともあり、戦場の悲惨な経験で心に後遺症を抱えた帰還兵は、恥じたりひるんだりせずに、苦しさを訴えることができた。

不安や恐怖、睡眠障害、幻覚、フラッシュバックなどの精神症状を訴える人が大量に発生したのだ。アメリカの精神医学会も、これは戦争によるある種の後遺症だ、戦争の犠牲者だと気がついて、真剣に取り組んだ。

こうしてPTSDの概念が生まれ研究が進んだのである。

同じころ、犯罪の被害者学などの研究も進んだ。レイプされた女性がかかる「レイプ・トラウマ・シンドローム」など、犯罪被害者がのちのちまでつらい精神症状に苦しむものもPTSDとして包括された。

一九七六年、アメリカ・サンフランシスコ郊外で「チャウチラ・スクールバス乗っ取り事件」というセンセーショナルな事件が起きた。二六人の小学生がスクールバスごと誘拐され、採石場に生き埋めにされたのである。二日後、子どもたちは自力で脱出したのだが、ショッキングな出来事で心に深い傷を負ったことは想像に難くない。この心理的な後遺症も十分研究された。

こうしたさまざまな事例から、アメリカはPTSD研究の先進国になった。アメリカ精神医学界が、ＰＴＳＤという病名を正式に採用したのは一九八〇年だ。

私が精神科医になったのは一九八五年だが、日本ではＰＴＳＤなどという言葉をほとんど聞かなかった。ところが一九九一年にアメリカに留学したら、当たり前の用語だった。しかもアメリカの精神医学における診断基準というのは、症状が当てはまればいくつ病名をつけてもいいという考え方なので、入院患者の半分ぐらいにＰＴＳＤという病名がついていて驚いた記憶がある。

うつ病や拒食症など、ほかの病名はもちろんついているのだが、ショッキングな出来事に遭遇しているケースが多かったのである。

暗示効果でＰＴＳＤになる場合も

いったい人間の心とは強いのか、弱いのか。

かつては「心は強い」というモデルで論じられていた。先述したようにベトナム帰還兵の問題が出るまでは「心が弱い人間がＰＴＳＤになる」「あいつらはダメな兵士でダメな人間だ」と見なされていたのである。

ところが一九七〇年代になってからは「心は弱い」というモデルが登場する。つまり「人間の心は非常に傷つきやすい」「ほとんどの心の病は、親が愛情を持って育てなかったことや、戦争やレイプなどの犯罪が原因だ」という流れである。

この「心は弱い」モデルは、一九七〇年代から九〇年代半ばくらいまで、アメリカの精神医学界を席巻したのだが、二十一世紀に入るころから風向きが変わってきた。実は精神医学の世界でも、心のモデルはコロコロ変わっているのである。

というのも「同じような体験をして、悪くなる人と悪くならない人がいる」「暗示効果でPTSDになるのではないか」という問題があったからである。

その一例としてよく知られているのは「鞭打《むちう》ち症」だ。

自動車が衝突した際、頭の重さで首が鞭のようにしなって、さまざまな不具合が起きるとされてきた。首筋や背中の痛み、肩こり、頭痛、耳鳴り、めまいなどさまざまな症状があるとされるが、医学的に説明のつかないものだった。ちなみに鞭打ち症という名前がついているのは日本だけだ。

交通事故が急増して「交通戦争」と呼ばれた昭和四〇年代から、「追突されたら鞭打ち症になる」と信じられてきたから、非常に多くの人が鞭打ち症になった。しかし最近は医学的にもおかしいと言われ、この呼び方をしなくなったら、以前のような鞭打ち症の症状を訴える人は減ったのである。

つまり「トラウマを負うとPTSDになる」という暗示効果によって、PTSDになっているのではないかとも考えられるのだ。

一九九五年の地下鉄サリン事件では、三、四割の人がPTSDになったと言われている。だが、どんな統計から見てもやはり多すぎる。

こうしたことから「トラウマになるような事件に遭遇するとPTSDになる」「トラウマでみんな心がおかしくなる」という説が常識化することは、暗示効果を生んでしまうのではないかという指摘もされるようになったのだ。

これは「心は弱い」モデルへの懐疑であり、「人間の心とは、本当にそんなに弱いものなのだろうか」という根源的な疑問から始まっている。

ひとつだけ言えることは、人間の心は原則的に弱いものだと思ってしまうと、かえって悪い結果をもたらすということだ。これは今のアメリカ精神医学の考え方だし、日本でも精神科医の間で、「心は弱い」モデルへの反省が出てきている。

「めそめそするなよ、しっかりしようよ」とあえて言う

たいへんに不謹慎《ふきんしん》な言い方になってしまうが、大規模な自然災害が原因のトラウマも、それ以外が原因のトラウマも、人間が心理的に経験しているメカニズムは同じと言える。

おそらく阪神・淡路大震災の被災者の間でも、いつまでもめそめそと悲しんでいる人がいる一方で、「ここから這《は》い上がって起業するんだ」「商売を成功させよう」「せっかく工場もビルも新しくなったんだから、これからがスタートじゃないか」などと考えている人もいたはずだ。

数年後、勝ち組になった人は、いつまでもめそめそしている人たちに対して、同情もするかもしれないが、冷ややかな目も向けているのではないかと思う。

私は中学・高校と神戸で過ごしたから、かつての市街の様子をよく知っている。通い詰めた映画館もあったし、思い出もたくさんある。震災によって街並みは様変わりしてしまったが、整備されてあらたによみがえったのは事実である。

阪神・淡路大震災で、国や自治体が復興に投じた事業費はおよそ一六兆三〇〇〇億円、その六割にあたる九兆八〇〇〇億円もの巨額な資金が、街の巨大再開発のほか神戸空港や高速道路網の建設、神戸港の整備などに注ぎこまれた。復興を機に、インフラを一気に整えたのだ。

もちろんこれには賛否両論あって、被災者支援は融資だけだったため、期限の一〇年後までに返済できなかった被災者が、個人にも事業者にも続出して問題にもなった。再開発による移転に加え、老人医療費など福祉予算を削減したこともあって、老人の孤独死が数百人単位で発生する事態にもなった。

こうした「弱者」へのセーフティネットは絶対に必要だ。当然、阪神・淡路の反省点は改善していかないといけない。

しかしだからといって、被災者に対して「毎年、生活保護を申請した人には誰にでもつけますよ」「家も無償で提供しますよ」としてしまうのは間違いだ。そのことによって失業率一〇パーセント、一五パーセントが当たり前の地域になってしまうことのほうが、よほどの二次被害だろう。

なかなか立ち直れない人はたしかにいる。対象喪失による悲しみをうまく処理できなくて、ＰＴＳＤになってしまう人もいるだろう。

現代人は死が遠くなったために、立ち直りが弱くなっているかもしれない。

二〇〇九年の簡易生命表によると、日本人の平均寿命は男性が七九・五九歳、女性が八六・四四歳で、まぎれもなく世界有数の長寿国だ。

平均寿命が長いことは、乳幼児で死亡することがまれで、若くして死ぬ人もかなり少ないことを意味している。だから家族の「死」を経験することがないまま、五〇代、六〇代を迎える人も多いのだ。それだけに、死に伴う、対象喪失の経験が少なくなっているという面は否めない。

だが、全員が長くいつまでも苦しみ続けるわけではない。たとえＰＴＳＤになっても、治療して社会生活に復帰できる。だからこそ「しっかりしよう」という部分はあって然るべきだし、外部から私たちが言わずとも、被災地ではそう考えていくに違いない。

目標をどこに置くのか

この本が出るころは、急性期を過ぎてさまざまな不安や問題が現実のものとなっている時期だ。この時期は悲しんだり、落ち込んだり、悩んだりしながらも「これからどうしようか」と考えて、社会生活に戻っていく。

その際「こんなときだからこそ、前を向こう」と、自分で気がついていくことが大切だ。

「被災者の苦労がわかるのか。勝手なことを言うな」という批判を覚悟で、前を向くヒントを書いていこうと思う。

前を向くために前提となるポイントは、喪失したものがたくさんある人たちにとって「失ったものが元に戻るだけでいいのか」という点である。

これから生きていく上での獲得目標をどこに置くのかが重要になる。たとえば漁船を失った人がもう一度船を手に入れようとするなら、次はこんな船にしようという思いがあるだろう。それと同じように考えれば、流された家を、低利融資で建て直せるならば「電力を使わずにすむ省エネ型の家を建てよう。一部はアパートにしよう」という発想も湧きそうだ。

「低利融資だから、何とか元どおりの家が建つ」というのでは、働いて借金を返し終わるまでのモチベーションが保てるか、という疑問が湧く。

ましてや家族を亡くした人の場合、家だけ元に戻っても故人は帰ってこないのだから、人生そのものの軌道が大きく変わっている。たとえようもなく不幸な出来事があったとしても、「ここから何をしようか」と仕切り直して考える時期があっていい。

原発の影響はないのに、風評被害で二束三文《にそくさんもん》になってしまう農地もおそらく出てくる。思い切ってその土地を手に入れて、巨大農業にチャレンジするという人やグループだっているかもしれない。

前を向くヒントとしての教育

将来を見据えるという話で言えば、たとえば子どもの教育である。「こんな被災を受けて、勉強どころではない」と大人も子どもも思うかもしれない。しかし、こんな状況だからこそ、勉強して進学することを考えたほうがいい。「いい学校に行ったからといって、いい仕事に就けるとは限らない」と、もっともらしく語られるが、一流校に進学することは成功の確率を上げることはたしかである。

東北地方（福島県）出身の野口英世の例を引くまでもなく、苦境から脱出するには勉強するのが近道だ。これは今も昔も変わらない。「こういうときだからこそ学ぶ」という姿勢は貴重なのだ。

その意味で、避難所で一生懸命に問題集を解いている子どもがいたら、それこそ美談だと思う。地震や津波が起きたのが、ほぼ受験シーズンが終わったころだったから、寸秒を惜しんで問題集に向かう子どもはいなかったかもしれないが、学校も壊滅状態になって「これからどうやって勉強していけばいいだろう」と途方にくれた子どももいたはずだ。

マスコミは受験勉強に批判的だから、避難所での手伝いや、被災した自宅の片付けで汗を流す子どもたちばかり追いかけていたけれども、進学をきっかけに立ち直ろうという努力の仕方があることは、もっと紹介されていい。

避難生活で、医療チームが懸命に働く姿を見て医学部に進もうとか、工学部にいって防災工学を学ぼうとか、そういうモチベーションを持つきっかけにもなる。「気が張っているからがんばれる」という面もある。

阪神・淡路大震災のとき、私の母校である灘高校でこんな実例があった。

実は、灘高は神戸の被災地の中心部に位置していた。名門の酒造家五軒で資金を出し合って創った学校で、柔道の創設者・嘉納治五郎がその酒造家の息子だったこともあって、創設に尽力している。こうした経緯があるので、灘高では柔道が必修だったし、創立五〇周年記念だかで寄付金を集めて建てた立派な柔道場がある。

その柔道場が、大震災の後で遺体安置所になっていた。あのあたりで広い畳の間はほかになかったのだ。

阪神・淡路大震災が起きたのは一九九五年一月十七日、センター試験の直後だった。受験シーズンもたけなわという時期だったから、受験生はそれこそ必死だった。灘高も受験どころではない騒ぎになったという。親を失ったり、家がなくなったりした生徒もいたし、生徒本人の死亡もあった。それでも約一か月後に行われた国立大の入試で、東大合格者数は前年と変わらなかった。身近で亡くなった人も多かったせいか、例年にも増して医学部志向が強くなって東大、阪大、京大、神戸大だけで、合わせて一〇〇人ぐらい医学部に進学したのである。

いくら秀才だからといって、あの混乱の中で勉強を続けて、合格を勝ち取ったのは容易なことではない。震災後、私もメンタルケアのボランティアのためにしばらく神戸に通ったが、壊滅した街の惨状は筆舌に尽くしがたい。

しかし彼らは「こんなときだからしっかりして勉強しなければ」という、気が張った状態もあって、がんばれたのだと思う。「被災してしまったから勉強が続けられない」とあきらめなかったのである。

感情を吐き出してから次へ行く

対象喪失をどう乗り越えるかは、人類が登場して以来の大きなテーマだろう。おそらく宗教も人間は死んだらどうなるのか、自分の感情にどう折り合いを付けるのかといったところから始まっている。

地震や津波によって大切な人の死に遭遇したり、家や財産を失う経験はかなり特異なことだ。しかし、繰り返しになるが対象喪失したからといって、必ずしも本物のうつになったり、ＰＴＳＤになったりするわけではない。

阪神・淡路大震災の被災者がみんなうつになったり、ＰＴＳＤになったりしていることもなく、九割以上の人は、大変だった当時の記憶を残しつつ、普通に社会生活を営んでいる。さらにいえば、悲惨な状況を乗り越えたことで、人間がしっかりしているという可能性も十分強いのだ。

病気になると統計数字になって残るけれども、「しっかりした」「成長した」というデータは残らない。だが、試練を越えて人間は成長するというのは普遍的な事実である。古今東西、死別や離別が、多くの人間を成長させた原動力であったことは否めない。

もちろん「ＰＴＳＤやうつ病にかかる人は心が弱い」とか、「自己と対象が未分化な、親離れ、子離れのできていない人間」だという切り捨て方は、前時代的なものだ。厳しいことばかり述べているように思われるかもしれない。「被災者でもないやつに、そんなこと言われたくない」と反感を持つ人もいるだろう。しかし多くの人は気づいていると思うが、一生保護されて生きていくわけにはいかないのである。

被害者の立場で、ある種ヒーローになってしまうと、一過性ながらも多くの人の温かい心に包まれるので居心地がいい。すごく同情されたり、腫《は》れ物にさわるように扱われたり、結果として、そこから立ち直るきっかけを失うこともしばしば起きている。

怒ることも、悲しみでうちひしがれることも必要なことだ。愚痴をこぼすのも、身の不運を嘆くのもいい。そこで感情を吐き出せるだけ吐き出すことで、長引かせないことが大事なのだ。一年くらいはかかるかもしれないが、その上で、次のステップは建設的な方向に進まないといけない。

　ある一定の割合で、たしかに心の病になる人はいるかもしれない。しかし、そういう人は精神科医を中心にがんばってケアをしていく。残りの九割以上の人に関しては、これをきっかけに「もっと心を成長させていこうよ」「耐える力を身につけていこうよ」というのが、本来われわれ精神科医が発することのできるエールでありメッセージではないのかと思う。そして、もちろんこれは被災者だけでなく、さまざまな苦境と対象喪失を経験するわれわれ日本人すべてにあてはまることだ。

第3章

今こそ「心にいい考え方」を

―― 被災者にも、そうでない人にも大切なこと

心は変えられないが、考え方は変えられる

東京都在住の女性の、こんな例を聞いた。

三〇代後半の主婦である彼女は、揺れている間中、なぜか「ごめんなさい、ごめんなさい」と心の中で誰にでもなく謝っていたという。東北地方出身で友人が被災地にたくさんいたのだが、幸い知り合いに死者はいなかったらしい。それでも避難所生活をしている友人がいて、自分のことのように心配していた。

その後、福島の原発事故による放射能汚染が伝えられて、小学生の子どもたちに何を食べさせればいいのか、雨に当たって安全なのか、など不安で仕方がなくなった。インターネットで調べたり、専門家を名乗る人をツイッターでフォローしたりしていると、何を信じていいかわからなくなったのだそうだ。

外出する気も起きなくなったし、「震災以来、心から笑えなくなった」という。周囲の「ママ友」たちは、しばらくすると以前のようにランチをするようになったが、

その輪に入っても楽しめないというのだ。「こうしている間にも、地震が来たらどうしよう」「安全な水や食べ物を、将来も手に入れられるのだろうか」などと考えてしまうのだ。

被災地でもないのに、こうした重苦しい気持ちにとらわれている人は少なくない。周囲の人は、日常の生活に戻っているだけに、焦ったり自分だけなぜダメなのかと考えたりしてしまいがちである。

世間ではこうしたとき「気の持ちよう」だから、しばらくすると収まるだろう、くらいに思われがちである。しかし、この「気の持ちよう」とは曖昧な言葉で、人間の「気」は、そう簡単に変えられるものではない。

われわれ精神科医はうつ病患者の治療に、SSRIのような薬を使う。誤解している人もいるのだが、これは「気」や「心」を変えるものではなく、生物学的な脳内環境を整えるためのものだ。前章で説明したように、神経伝達物質の量をコントロールして、シナプスでの情報伝達を手助けするための薬である。「私、落ち込んでいるんです」という患者さんの心そのものを、明るくハイに変えるのは容易ではないのである。

しかし「考え方を変える」ことはできる。そして考え方を変えることで、心のつらさや重苦しさから脱出することも可能なのだ。

「心にいい考え方」はうつ病を予防する

「体にいい食生活」「体に悪い食生活」（もっともこれには誤った健康常識もたくさんあるのだが）があるように、「心にいい考え方」「心に悪い考え方」があると考えるとわかりやすいだろう。

「心に悪い考え方」をしていると、うつをはじめとする心の病にかかりやすくなるし、かかったときに治りにくい。逆に日ごろから「心にいい考え方」を習慣にしていると、うつ病になりにくいし、かかってもそれほど悪くならないことがわかっている。

ここで、うつという病気について、少し説明しておこう。

かつて精神医学の世界では、うつ病など心の病の原因として、大きくふたつの考え方が支持されてきた。ひとつは先天的に心の病にかかりやすい性格があるという考え方。もうひとつが、とくにうつ病の場合、対象喪失への過度の反応や、強すぎる罪悪感が自分を責めすぎるなどして、心がいびつになってしまうためという考え方だ。

しかし、脳科学や精神医学が進歩して生物学的なアプローチがなされた結果、うつ病は脳の働きそのものが原因の、生物学的な病気であるという説が有力になった。すなわち、脳の中で神経伝達物質のセロトニンが不足することで起きているというのである。

抗うつ剤のＳＳＲＩは、それを補おうという発想だ。

実際にうつ病になっている人に「心にいい考え方をしましょう」と言っても、簡単には考え方を変えられないし、うつもよくならない。うつ病では悲観的になるのに加えて頑固になるケースも多いから「先生はそうは言うけれど、私にはとてもそんなふうに思えません」となってしまう。

しかしこうした抗うつ剤を使うと、なかなか治らなかったうつが、二週間くらいでよくなる例がある。脳の状態もよくなるので、考え方を変えることもできるようになるのだ。抵抗感のある人もいるけれども、薬を使うことは決して悪いことではない。うつ病は生物学的な病気なので、かかるときは誰でもかかる。

以前、自民党の偉い人が「(教師は) 気が弱いからうつ病になる。国会議員にはいませんよ」と発言して物議を醸したが、明らかに間違いだ。

今、日本では一〇〇人に三人がうつ病にかかり、一〇〇〇人に三人が自殺未遂をしていると推定され、現実に一万人に三人が自殺で亡くなっている。死に至る可能性のある病なので、できればかからないように、もしかかっても軽いうちに治すことが大切だ。

となると読者のみなさんは「自分で予防したい」「なんとか医者にかからず自力で治したい」と願うと思う。

「心にいい考え方」は、うつ病をはじめとする心の病に対する、有効な予防法なのである。

〈グレーゾーン〉を認めよう

では「心にいい考え方」とは、どんな考え方なのだろうか。

その一例は「白と黒の間には限りなくたくさんのグレーがある」と、ものごとを複雑に、複線化できる考え方である。これを心理学の世界では「認知的複雑性が高い」という。

子どものころは、ものごとを白か黒のオール・オア・ナッシングでしか判断できない。幼い子どもほど自分の世界しかないから、他者の都合は理解できないのだ。仲良く遊んでいたかと思うと、たちまちおもちゃの取り合いなどでケンカになって「もう遊ばない」となる。マンガを例にとっても、低学年向けほど勧善懲悪の単純なストーリーだが、読者が成長するにつれて、登場人物の葛藤が描かれるようになる。

つまり、大人になるにしたがってグレーゾーンを認められるようになる。いわゆる「酸《す》いも甘いも嚙《か》み分けた」とか「清濁併《せいだくあわ》せのむ」といわれるのは大人の考え方の代名詞であり、こうした考え方ができる人は、うつを遠ざけることができる。

だから「極端な考え方」は「心に悪い考え方」になる。

たとえば、味方だと思っていた人が、少しでも自分に苦言を呈したり、批判的なことを言ったりすると裏切られたと考える。上司に少しでも叱られると、嫌われて見放されたと思ってしまう。

相手を敵か味方のどちらかに区別しなければ気がすまない、というのもこの類《たぐい》である。親しくなった人が少しでも自分の気に入らないことを言うと、とたんに敵になってしまう。これでは落ち込みやすいし友だちもできない。

こうした考え方を「二分割思考」と呼ぶ。

一方が正しいと思い、それ以外を全否定する考え方もこれに似ている。

「民主党に任せていたら国は滅びる」「放射性物質が少しでもあるとガンになる」など、まったくのデタラメでもないだけに心を動かされる人がいるわけだが、いずれも極論だ。

どの党が政権を取っても、いい面もあれば悪い面もある。たしかに民主党に問題は多いが、自民党が長年かかって作り上げた悪弊や既得権システム（原発はその最たるものだろう）が、日本をダメにしたという考え方に多くの人が納得したから政権交代が成立したということを忘れていないだろうか。

また、放射能を心配するあまり、強いストレスを抱えている人も増えつつある。わずかでも放射能が検出されたからといって、子どもを家の中に閉じ込めておけば、子どもがストレスによって心の病になるリスクが高くなる。

交通事故で死ぬリスク——これだって一生で考えると二〇〇分の一くらいになる——があるからといって、家に引きこもったりしないのは、わずかなリスクよりも、仕事をしたり学校に行ったり、買い物に出かけたりするほうが、はるかに大きなベネフィット（利益）があるからだ。リスクに対してベネフィットとの総合的な判断なしに、結論だけを決めているのはやはり「心に悪い考え方」になる。

こうした二分割思考の傾向が完全主義的な発想につながると「満点でなければ零点」という考え方になってしまう。わずかなミスで自分をひどく責めることになるし、軽いうつ状態になると、やる気の出ない自分にますます落ち込んで負のスパイラルに陥ってしまう。

落ち着いてよく考えてみれば、ものごとは「白か黒か」ではなく、その中間にあることに気がつくはずだ。

ところがやっかいなことに「白黒はっきりつけたほうが、すっきりする」と断定を求める人も多いのだ。ことにテレビでは白か黒かをはっきり語るコメンテーターが求められ、「こう考えるのが正解」と、ものの見方を断定している。

私など「あんな考え方もあるけれども、こうも考えられる」みたいなコメントをしていたら、コメンテーターの仕事はまったくなくなってしまった。

テレビでは、画面も話題もどんどん変わっていくから、何も考えていなくてもわかったような気になるという特性もある。ぼんやり見ているとこの種の「二分割思考」にどっぷりと浸っていることになる。

そんな環境なのだから、意識してグレーを認める考え方を身につけていくことが必要だと思う。運動不足だからとウォーキングするように、ちょっとした思考の習慣として、「もっと別な考え方があるのではないか」と探してみてはどうだろう。「いろいろな可能性がある」と、ものの見方を少し柔らかくしておく思考の柔軟トレーニングだ。

決めつけは避ける

ものの見方が偏っていたり、ものごとを決めつけてとらえたり、凝り固まった不自由な考え方は「不適応思考」と呼ばれ、うつになりやすいとされる。

ひところ「ポジティブシンキング」という言葉が流行した。「ものごとを前向きに、肯定的に考える」といった意味合いだから、同じようなものだと思う人もいるかもしれないが、ここでいう「心にいい考え方」とはまったく別のものだ。

というのもポジティブシンキングがもてはやされたのは、成功のための手段として期待されたためだ。「前向きに、肯定的に考えるとビジネスも恋愛もうまくいく」「信じれば夢は必ず叶う」という実利的なものだったが、これは根拠のない決めつけにすぎない。

企業研修でも盛んに取り上げられたし自己啓発のための本もたくさん出ていたが、成功するとは限らない。どんなに前向きになっても、ビジネスや恋愛がうまくいかなければ、本人は満足できないわけだ。

「こんなに努力してポジティブになったのに誰も評価してくれない」と落ち込んだり、「もっとポジティブにならないといけない」とかえって強いストレスになったりすることも起こりうる。

自分の考えは一〇〇パーセント正しいという信念も、決めつけになりやすい。

先にうつ病の人は頑固になると述べたが、一見したところ自信がなさそうでいて、実はものすごく頑固なのは、自分ほど正しいものはないと思っているからだ。

つまり悲観的になって「私はもう一生恋愛なんかできない」「もう二度と職になんかありつけない」と言っている人に、「そんなことないよ、また素敵な人とめぐり合えるかもしれないじゃない」「就職ができるかもしれないじゃない」と言っても、そんなことはあり得ないんだと、異様な信念を持っているのである。

そもそも福島の原発事故が収拾がつかなくなったのも、根本的な原因は、原発推進側と反対側の双方が「自分たちが一〇〇パーセント正しい」と主張していたところにある。推進側が「原発は絶対に安全だ。危険だと騒ぐのは一部のイデオロギーに毒された連中だ」といい、反対側は「原発は危険だ。停止しろ廃止しろ」と対立するばかりだったのだ。

本来なら、「危ないことはたしかだが、当面は必要なのだから、最大限に注意を払おう」という視点があってしかるべきだが、これがまったく欠けていたと言っていい。別な考え方にも耳を傾けるのは知的な態度だが、それ以前に心の健全さがあってのことだ。

なぜ精神科医は単純化した言い方を避けるのか

今の精神科医は、うつで落ち込んでいる人に対して「悲観的になるのはやめましょう、楽観的に考えましょう」とか「落ち込まないで前を向きましょう」などと言わない。

悲観的とは違う、別な考え方としてプラス思考を勧めているのだから、理にかなっているじゃないかと思う人もいるかもしれないが、プラス思考であろうがマイナス思考であろうが、決めつけであることには変わらない。

たとえばうつ病は極端なマイナス思考になる。

うつ病になると、「私はこの先、もっと病気が悪くなる」「これからどんどん落ち目になっていく」などと、悪いほうにしか将来が見えなくなる。うつ病の人がリストラに遭うと「もう二度と職に就けないだろう」としか思えないし、失恋すると「もう二度と恋愛なんかできない。結婚なんかできない」と思ってしまう。ものごとのとらえ方が非常に偏ってしまうのだ。

一方で、躁病という別の病気では、極端なプラス思考になる。

「私がやる仕事は何でもうまくいく」と思い込んでいるから、怪しげな投資話に乗ったり、無謀な起業をして借金を作ったりする。「女はみんな俺のことを好きに決まっている」といって、厚かましく女性を口説き、フラれても、フラれても口説きまくる。あげくに無理やりホテルに連れて行って、警察沙汰になるようなケースもある。

「過ぎたるはなお及ばざるがごとし」ということわざがあるとおり、ほどほどの真ん中がある。「そんなこと当たり前じゃないか」という声が聞こえてきそうだが、心の病に悩んでいる人は、決めつけにとらわれて「ほどほど」に考えられなくなってしまう。

そのため、精神科医は単純化したもの言いを避けるのだが、そのくらい決めつけには注意が必要なのだ。

とらえ方を変える「認知療法」

催眠療法という精神療法がある。アメリカでも盛んに行われており、不安を軽減したり、痛みをコントロールしたりできるので、よく使われている。

たとえば「精神的な原因で手が痛くてしびれている」という患者さんなら、こんなやりとりで行われる。

「手をこう少し上げていくと、浮いているような気がしませんか。浮いていますね……その浮いている気持ちの中で、だんだん血液が流れていきます……ほら、右の血液が左に流れている感じがするでしょう？……それでは一回目をつぶってみましょうか……じゃあ、私、手を一回たたきますね」

ポーンとたたいて「ほら、しびれなくなったでしょう？」と言えば、「あ、先生、本当にしびれてません」といったようなやりとりがなされる。訓練を受けた専門家でないと、効果的かつ安全に行えないので「自分たちでちょっと試してみる」というわけにはいかないが、短期間で効率的な治療が期待できる。

精神医学の世界では、催眠療法のような五回から一〇回ほど通って目的を達成する治療法を、ブリーフセラピー（短期療法）と呼んでいる。これは、かつて主流だった精神分析が、心の問題を根本から解決するまでに三年も五年もかかったことに対する呼び方だ。

精神分析の考え方だと、なぜうつ病になったかを突き止めて、それを解決しようとする。たとえば幼いときに十分に親の愛情を受けられなかったことに問題があるのだろうと、時間をかけて探り、患者さんがそれに向き合えるようにしようとする。

だがこの方法では、治療しても、時間がかかる割に治りにくいのだ。そのためアメリカの保険会社が、長期間かかる治療法には保険を認めなくなり、一定期間で治るのなら保険金が下りるということからブリーフセラピーが盛んになっていく。今では精神分析は、金持ちが趣味のように通うものに近い。

現在、ブリーフセラピーの主流は「認知療法」と「行動療法」だ。

「行動療法」というのは、心を変えるのではなく、動き、行動を変える、つまり「型から変える」もの、「認知療法」というのはものの見方、とらえ方を変えていくものだ。どちらもアメリカではっきりと有効性が認められている。

ものの見方やとらえ方を変えると、よく治るし、早く治る。しばらくしてまた症状が出てきたら、そのときにまた治せばいいのである。

経験から決めつけが起きる

この認知療法を始めたのはペンシルベニア大学で教授を務めている精神科医、アーロン・ベックという人だ。うつ病患者は、ものごとを何でも悲観的にとらえるので、さらに落ち込んでうつが悪くなり、さらに悲観的になるという悪循環が起きる。最後には絶望して自殺に至るという、最悪の事態にまでつながっていく。彼は、何でも悲観的にとらえてしまう「認知のひずみ」の修正が必要と考えた。

悲観の悪循環を止めるためには「本当に悲観することなのか」と、その認知に働きかけることが有効だ。

また、ちょっとしたきっかけでうつになるのは、ものの見方が偏っていたり、不自由な考え方をする人だった。アーロン・ベックはこういう考え方を「不適応思考」と呼んだ。いわば「心に悪い考え方」の代表例である。「極端な考え方」や「決めつけ」も、この不適応思考なのだ。

「全部いい、全部悪い」はない。そのことはわかっているはずなのに、私たちは、ついつい決めつけて考えがちなこともたしかである。

なぜ、決めつけてしまうのか。私が師と仰ぐ精神分析家のロバート・D・ストロロウは「人間は経験によって勝手に脚色してしまう生き物だ」と述べている。

たとえば女性が男性から「今度、食事にでも行きましょう」と誘われたとしよう。「誘われてうれしい」と思う女性もいれば、「この人は私をもてあそぼうとしている」と思う女性もいるだろう。このように事実をさまざまにアレンジして体験するのは（ストロロウのいう脚色）、女性の過去の経験、とくに過去の人間関係によるところが大きいだろう。

過去に苦い経験のある女性が、ネガティブな判断をしているような場合、ポジティブなものへと変えていくのは容易ではない。「悪い男ばかりじゃない」と言っただけで、考え方が変わることはない。

「上司が昔の成功体験に縛られているので、新しい企画が通らない」という嘆きは、サラリーマンの愚痴として定番だが、これも上司が経験によって脚色し、「このやり方でないとうまくいかない」という決めつけが起きている可能性が高い。

しかし、脚色のパターンを増やしていくことは可能である。「決めつけをせず、ほかの可能性を考えたら」などと、言葉によって患者の意識を変えていくこともできる。

もちろん新しい経験が、脚色のパターンを増やして決めつけを弱めることにつながるのは言うまでもない。

地震に強くなっていた日本

東日本大震災が発生する前から、「景気はいっこうによくならないし、GDPは中国に追い越された。日本はこのまま凋落《ちょうらく》していくのではないか」という悲観論を唱える人がいた。震災後、さらにしんみりした気分になってしまって「東北で部品工場が潰れてしまった。立ち直るまでに中国や韓国にシェアを奪われてしまう」「日本の農産物が高級品として海外でも人気になりつつあったのに原発の放射能でとうぶんダメだろう」などと、輪をかけて悲観的になっている。

また、いつまで経っても原発事故の収束が見えてこないことから、福島から遠く離れた東京でも「子どもを外で遊ばせると危ないのではないか」「将来はガンになるのではないか」と気の休まらない人も増えている。

これなども、もののとらえ方が変えられなくなっている例と言えるだろう。

政府も東京電力も、原発事故への対応がひどくお粗末だったから、腹を立てたり幻滅したりした人も多かったかもしれない。〝トモダチ作戦〟を実行したアメリカ軍の統制の取れた機動力に比べて、日本側のお粗末ぶりを伝える報道も目立ったから、余計に「このまま日本は凋落するのではないか」と思いたくなったふしもある。

しかし「ダメなところもあるがいいところもある」と、きちんと見ていくことが必要だ。

たとえば、今回の東日本大震災では津波で大きな被害が出たが、地震の揺れそのものには日本中が強くなっている。余震が続いていた三月十五日深夜、東海地方でかなり大きな地震があった。静岡県富士宮市では震度六強の地震に見舞われている。関東大震災のとき、東京が震度六だったと推定されているから、この地震は相当に激しい揺れだったわけだが、軽傷者を十数名出しただけですんでいる。

日本人は震災のたびに学んでいる。私はそう思う。

阪神・淡路大震災では、震度六、震度七で多くの家が倒壊した中でツーバイフォーの家が強かったことや、火災が被害を大きくしたことから、オール電化（今でこそ批判の対象になっているが）や、ある程度以上の揺れがあると、自動的にガスが遮断されるガスメーターが普及したのだ。

神戸というと、異人館に代表されるエキゾチックでお洒落《しやれ》な街というイメージを持っている人は多いだろう。実際、震災後はずいぶんきれいになった。

だが震災以前の神戸は、もっと猥雑で混沌とした魅力のある街だった。米兵がたむろしていた港町の名残や下町情緒があって、少し脇道に入るとゴミゴミとした通りがあって、清濁併せのむ感じの重層的な街だったのだ。私が東京に来たとき、横浜にいってみたらあまりに人工的に感じたほどだ。

しかし震災から立ち直って街から猥雑さは消えた。様変わりしたのは残念だが、ずっとそのまま被災地でいるわけではない。当然のことながら阪神・淡路大震災クラスの地震を想定した建物が増えた。つまり神戸も震災を経て、より耐震性の高い、地震に対して強い街になったのである。

そもそも日本は、過去の地震活動が一〇〇〇年以上にわたって記録に残されている世界的にも例をみない国だという。風水害なども含め、自然災害と隣り合わせで暮らしてきた国民だけに、防災のノウハウも蓄積されてきた。

災害のたびに犠牲者を出しながらも、悲劇の中で学んできたのである。もちろん被災した当事者たちが、最大限の努力で乗り越えてきたことは言うまでもない。

「ダメだったこともあるけれども、学んできたから被害を抑えられた面もある」と、冷静に全体を見渡さないと、悲観の悪循環に陥りがちになる。「ダメだったことの検証」に目をつぶるわけではない。楽観的な決めつけが危険なことは、原発事故で身にしみて学んだはずである。

実際、今回の災害を契機に、日々の暮らしを見直そうという気運も高まっている。

阪神の仮設住宅には集会室がなかった

阪神・淡路大震災の後、私はボランティアで被災した人たちの心のケアに通った。神戸のとあるクリニックを貸してもらって、週に一回、一年間にわたってトラウマを抱えている人たちにグループ療法を試みた。

これはアメリカで自然災害後の心のケアに盛んに使われる精神療法で、一〇人程度の患者さんに車座になって自由に話をしてもらい、必要に応じて医師など治療者が介入する方法で進めていく。参加者同士で、それぞれの思いや感情などを共有し、どうすれば解決するのかなどを話し合ううちに、自分にもできると気づいたり、別な考え方を発見したりすることを目指すものだ。

実施していると、やってくる人は比較的元気な人が多くて老人があまり来なかった。患者さんの層が少し若いなとは思っていたが、それでもグループ治療の体をなしていたから悪くはないだろうと思ってはいた。だが、しばらくすると仮設住宅の人たちのメンタルヘルスが問題になった。

今回の東北では仮設住宅の整備がなかなか進まないが、神戸ではかなりスピーディに建設が進んだ。しかし、やがて仮設住宅に移った老人の孤独死の問題が出てくるなど、仮設住宅の人たちの心のケアが必要になったのだ。

「それなら仮設住宅に出向いてグループ治療にしよう」という話になって、いろいろ探してもらったのだが、実施できる場所がない。なぜかといえば、プレハブの仮設住宅はたくさん並んでいても集会室がなかったのだ。

被災した老人たちは優先的に入居できたが、近所の人たちから離れてしまった上、コミュニティがなくなってしまった。結局、五年間に二〇〇人以上が孤独死して、大きな問題になったのだ。

だが、こうした経験があって新潟県中越地震のときは、仮設住宅に集会室が設けられたのだった。集会室があればみんなで集まれるしお茶も飲める。そこで知り合いになっていくこともできる。こういう場所がないと新しく知り合いを作っていくことも難しい。こういうことは実際に経験して、何が必要なのかがわかってくる。早く被害に遭った人は不幸とも言えるが、震災のたびに少しずつ改善されていることはたしかなのである。

被災地に有用なグループ療法

ここで、被災地に有用なグループ療法について少し説明しておこう。

グループ療法が盛んになったのは第二次世界大戦中のことだ。第二次世界大戦は、史上初めて戦場でのメンタルヘルスを気遣う戦争になったのだが、その大きな理由は、日本軍の戦いぶりだった。

精神主義に凝り固まった日本が特攻を仕掛けたとき、アメリカとイギリスは軍医に精神科医を大量投入している。それまで軍医といえば外科が中心だったが、とくにアメリカ軍は精神科医を大量に養成して戦地に送ったのだ。

当時のアメリカ人にしてみれば、日本人は自爆テロを仕掛けてくる得体の知れない集団に見えたはずだから、ものすごく怖かったのだ。

武器弾薬では負けるはずはないアメリカだが、一億総玉砕をしかねない国民が相手では、兵士の心が危うくなると思ったようだ。万事に補給を計画的に行うアメリカだから、精神科医を大量に養成したのだった。

私の留学先であるメニンガー・クリニックは、このときに急成長した医療機関だった。精神分析医でたくさんの著書のあるカール・メニンガーによって創設された、心の病気を精神分析的な入院治療によって治そうとするアメリカ初の病院だった。

このメニンガー・クリニックが、第二次世界大戦中、軍の精神科医養成プログラムの中心になり、一般の内科医を四週間ほどで精神科医にするプログラムが実施された。戦争が終わって戻ってきたら、精神科医の七人に一人がメニンガー出身だったくらい短期間にたくさんの精神科医を養成したのである。

戦地では、心の病を抱えた兵士一人一人に精神分析をするような、そんな悠長なことはしていられない。イギリスでは精神分析医のウィルフレッド・ビオンが、グループになったとき、精神分析の治療過程で重要な「退行（心理的に子どもがえりすること）」が比較的簡単に起こることを発見、アメリカ軍でも、同じトラウマを抱えているのだから、体験を共有し合うということが、心のケアとして非常に有効なことを発見して、グループ療法が、急激に発達したのだ。

アメリカではその後、グループ療法が精神科の治療法として盛んになる。

日本の患者さんは「三分でもいいから、自分一人で先生に話を聞いて欲しい」と考えるが、アメリカ人は、先生に九〇分の時間があって六人の患者がいた場合、一人一五分しか話を聞いてもらえないなら、九〇分間、六人みんなでグループ治療を受けたほうがいいという考え方なのだ。

医師も「一五分程度話を聞いたくらいでは本音は出てこない。少なくとも四五分くらいは聞かないと、精神分析では核心まで進まないだろう」と考えるのである。

こうした伝統のもとに、ベトナム戦争でPTSDになった人たちや、被災トラウマを抱えた人たちに、一九七〇年代後半くらいから、グループセラピーが盛んに行われた。

自然災害の場合、規模にもよるがトラウマを抱えた人が大量に発生する。だが、心が傷ついた人たちを集めてグループを作れば、大きな被災地であったとしても、ある程度、スピーディに治療ができる。こうして自然災害のトラウマ治療では基本パターンとして定着していったのである。

貴重な犠牲の上に教訓を学んできた

津波による被害から、収束が見えない事態に陥った福島第一原発に対し、同じように津波が来た宮城県の女川原発は無事だった。

福島第一原発が四〇年前に作られた古い原発であり、安全設備がずさんだったという人災の面が明らかになっている。徹底的に検証して、今後に生かしていかなくてはならないのは当然だ。

本来、日本人は学ぶ力に長《た》けた民族だ。何かに懲りると少しずつでも着実に改善する力を身につけている。

たとえば、沿岸部が津波にのみこまれた岩手県宮古市にも、住民全員が助かった地域があった。新聞報道などで有名になった姉吉地区は、すべての家屋が津波の被害を受けず、一人も犠牲者をださなかった。「此処より下に家を建てるな」という石碑があって、その教えを守っていたからだ。石碑は一九三三年の昭和三陸大津波の後に住民たちが建てたもので、海抜約六〇メートルの場所にある。

草の根レベルで、こうした教えが伝えられているのである。

残念なことに、事前に危険をすべて察知して問題点を一〇〇パーセント想定しておくことはできない。被害を受けて初めて学べることがある。それを謙虚に受け止めて対策を立てていくことが大切だ。着実に教訓を得て、不幸を繰り返さないことが、犠牲者に対してできる生き残った者の務めである。

よく日本人が使う言葉に「授業料」という言葉がある。火事に遭っても泥棒に入られても、そこから教訓を得られると考える。だから泥棒や詐欺の被害に遭ったとき「授業料を払ったと思えよ」と言うわけだが、それも発想の転換だ。

もちろん「授業料」とは、少なくとも生き延びた人に言う言葉である。亡くなった方には、心から哀悼の気持ちを伝えたいとも思う。

犠牲者もたくさんいるからふさわしくないと批判されるかもしれないが、生き残った人たちには「授業料」という言葉が当てはまると思うのだ。

つまり「こうしておけばよかった」と思うことがあるのなら、それが学べたことになる。これは往々にして起こることで、それまでが順調だと、失敗したときの被害が想像できないのだ。たとえば相場で大損する人や巨額詐欺被害で破産する人は、それまであまりに勝ち続けてきたから「もしこの投資が失敗したら生涯かかっても取り返せない」とか「詐欺だったら立ち直れないくらいの破産をする」という考えにならないらしい。

しかし何回か小さな失敗をして、騙された経験があると警戒する。今回は小さい被害とはとても言えない。日本人全体がなんらかの形で被害を受けていたわけだ。その分、全員がさまざまなことを学んだし、学んでいるプロセスにある。日本人は「災い転じて福と為す」「授業料」といった言葉や、「復旧ではなくて復興」など、立ち直るための言葉をいくつも持っているように思うのだ。

東京も地震に強くなっている

日本人が震災で学んできた事例をもう少し挙げてみよう。

阪神・淡路大震災では高架になっている高速道路が倒れた。そのためただちに首都高速道路でも耐震補強工事が始まった。首都高速道路は、用地買収せずにすませたため、国道二四六号だの甲州街道（国道二〇号）だの、主要な一般道の上に建っているものだから、耐震補強工事の間は一般道がひどく渋滞した。有料の首都高速はそれほど渋滞しなかったが、一般道はひどかった。なぜ工事の間だけでも、首都高速を無料にして、少しでも分散させないのかと思ったものだ。

だが、多くの人が渋滞を我慢した甲斐あって、少しでも地震に強い高速道路になったことはたしかである。

二〇〇五年に、マンションやホテルの耐震強度偽装事件が発覚して大騒ぎになった。鉄筋量を減らすことでコスト削減し、かつすばやい設計業務で評判を得ていた一級建築士が逮捕され、多くの関係者が国会喚問されるような事件になったのである。

検査機関が偽装を見抜けなかったことも、問題になった。民間の指定確認検査機関がその偽装を見抜けないまま、震度五強の地震で崩壊する恐れのある建物が完成して、入居まですんでいたケースもあった。耐震補強ができるのか、費用は誰が負担するのかなど、問題はその後も長く尾を引いている。

その背景には、アメリカの要求によって建築基準法が改正され、建築基準のチェックを民間業者が行えるように規制緩和していたことがあった。事件の後、急に確認が厳しくなって、何か月も待たされるような事態になったのだった。

ただ、当時の構造計算はあてにならないと囁《ささや》かれたが、このころの建築物がその後の地震によって倒壊した例はない。日本の構造設計の指針は、非常に大きな安全率を見込んでいるからだ。

地震国の日本で建てる以上、多少の手抜きはしても、ビルが倒壊するほど極端なことはしてはいけないと、どこか良心が働くのだろう。それも含めて、過去から学んできた部分が大きいのだ。

海外では、東日本大震災において地震の規模の巨大さに比べて、建物の損害が少なかったという評価が挙がっている。津波によって大きな被害が出たが、揺れによるビルの倒壊はない。耐震設計や建築技術の水準が非常に高いことに、海外の専門家は驚いたのだ。

二月に起きたニュージーランド・クライストチャーチの地震では、マグニチュード六・一の地震なのに、テレビ局のビルが崩壊し、多くの日本人が犠牲になったことも記憶に新しい。

悪いことを言いだしたらキリがない。けれども、また地震でさまざまなことを学んで、ここから復興していくのだという気持ちを、日本全体で保ち続けることが大事だと思う。

多少なりともポジティブに考えると

こういうときにポジティブにものを考えようと主張すると、激しく顰蹙《ひんしゅく》を買う可能性はある。「震災は日本再生のチャンス」のような発言をして、「不謹慎だ」とやり玉に上がった有名人もたくさんいる。しかし多少なりともポジティブに考えていく必要があるのはたしかである。

関東大震災のとき、大規模な区画整理と公園や幹線道路の建設を柱にした震災復興計画が立案された。「復興」という言葉が、このとき初めて使われたともいわれている。ところが当時は第一次世界大戦後の不況のさなかで、政府は日露戦争の負債を抱えて厳しい緊縮財政だった。このため当初案からは大幅に縮小されてしまったが、それでも統計で当時の国家予算に匹敵する一三億円が充てられている。

今回の東日本大震災でも、このときの復興計画と立案者の後藤新平《ごとうしんぺい》の名がマスコミで取り上げられていた。震災を復興に結びつけた先例として取り上げられたのだ。この後藤新平という人については、第5章であらためて詳しく述べたい。

ものごとを悪くとるか、よくとるかには非常に大きな違いがある。震災からの復興は、日本にとって自らが生まれ変わるような機会になり得ると考えたほうがいい。復興対策でも経済政策でも、この機会だからこそできることがあるはずだ。

たとえばノーベル経済学賞を受賞したポール・クルーグマン氏は「財政赤字など気にする必要はない。どんどん公共投資をすべきだ」と主張してきた。

日本ではずっと財政均衡論や赤字危険論ばかりが幅をきかせて、中途半端な公共投資しかしてこなかったが、アメリカは戦争特需も含めて、たしかに膨大な財政赤字は作ってはいるものの、公共投資によって景気が回復しているのは事実だ。

震災復興のためには、財政の縛りを解いて、インフラ整備をしていくことになるわけで、当然、復興特需も生まれる。

東北地方は雇用が停滞していたわけだが、中長期的にはある程度復活するだろう。

とはいえ「震災ホームレス」という、直接被害には遭わなかったものの、震災によって勤め先が不振になり、解雇されてホームレスになる例も増えつつある。こうした人へのセーフティネットが必要だが、将来の雇用環境に期待が持てるように産業構造を変えていこうという動きも出ている。

電力不足も悪いことばかりではない

当面は原発の新設は許されないだろう。定期点検で停止していた原発を、再び稼働させることさえ難しくなっている。この先、定期点検のため停止になる原発が増えるから、運転再開ができないと、遠からず原子力によって発電していた電力がなくなることになる。

この先、原発が稼働できないという事態になったら、天然ガスによる火力発電である程度をまかないつつ、太陽光や風力など自然エネルギーに代替されるのを待つということになる。それにかかる時間は七年とも一〇年ともいわれている。

この間、さまざまな機能が一極集中している東京では、とくに電力不足の影響が深刻だ。六本木ヒルズのような自家発電設備で全棟がまかなえるビルが人気らしいが、限られたわずかなビルに入った一部の企業だけ平常どおりでも、東京という街全体としては、機能が大幅に低下する。つまり、世界一の公共交通網が間引き運転をすれば、社員を出社させることも困難になる。再び自粛ムードが広まれば、飲食業の営業は難しくなる。

日常業務を安定して続けることに関しては、東京はリスク要因だらけなのである。ＩＴ企業のようにどこに本社を置いてもいいのなら、たとえば西日本に移すという判断もある。将来を見据えている経営者なら、本社機能の移転を考えるだろう。もちろん、原発停止の影響は関西や中部にも出てきているので、九州や、極端なことを言うと沖縄という選択になるかもしれない。

今は、東京に本社を置くことのメリットが非常に少なくなっているのである。

なぜ東京に一極集中したかといえば、昔は政治にくっついていることで情報が得られ、仕事が得られたからだ。金融であろうが商社であろうが、あるいは土建業であろうが、国の許認可に密接に関係しているビジネスでは、政治に接触していることが重要だった。かつての日本で主流となっていた産業では、国と関係なしにビジネスができる会社がきわめて少なかった。平たくいえば「国から仕事をもらうことが当たり前になっていたから、東京に本社を置きたかった」のである。

国から仕事をもらわなくてもいい会社や、国の意向や影響が少ない会社なら、東京に本社がなくてもかまわない。たとえば、愛知のトヨタや大阪のパナソニックは、地方に本社があっても何ら問題がない。

ＩＴ化が進んで、日本中どこにいても経営情報は同じように入るようになったこともあり、家賃も高く、人の確保も難しいし、いつ電気が落ちるかわからない東京にしがみついている必要はない。経営者として当たり前の判断なのではないだろうか。

ほかの可能性も考えられるようにする

被災地では、四か月経っても行方不明者は五〇〇〇人以上、身元不明の遺体が一〇

○○体以上あるという。瓦礫に悩む現地の様子や、遅々として進まない仮設住宅の問題など、新聞やテレビで伝えられる。長期戦になることは、誰もがわかっている。

先述したように、原則的に人間は喪失体験を乗り越えて成長する。被災者にもあてはまるし、日本中でショックを受けた人々にもあてはまる。不幸な、つらい出来事ではあったが、この経験から一歩でも成長したいと思える、そんな考え方をしていけると望ましい。その意味からも、不幸な出来事から何を学んだかと、問い直していく作業がかかせないのである。

日本経済新聞朝刊最終面の「私の履歴書」をご存じだろう。

各界の著名人がその半生を記した自伝である。最近でこそ、登場人物に戦争経験のある人はいなくなって若返っているけれども、以前、よく目にしていたのが「死んだやつらの分までがんばる」という言葉だった。

生き残らせてもらったんだから、その分、自分たちががんばっていかなければならないと、かつての戦争が終わった後の日本人は言っていた。やはりこれも発想を変えるしかなかったわけである。

死んだ人たちに悪い、と思って自分がうつになってしまうと、もっと死んだ人たちに悪い。本当にうつになっている人に、そんな冷たい言葉は言えないが、いつまでも嘆き悲しんでいたら戦後の復興はなかった。被災地もよみがえらない。

もちろん本物のうつになった場合は、治療を受けて薬も飲まなければならない。そうでないのなら、言いにくい話だが、考え方を変える必要がある。

「どうせダメだと決まっている」としか考えられない人が、「うまくいくに決まっている」と考えるようにすることが精神科医の仕事ではない。「うまくいくかもしれないし、うまくいかないかもしれない」と考えられるようにしてあげるのが仕事なのだ。

私たちが勧める基本的なカウンセリングの手法は、「よいか悪いかわからなければ、やってみるしかないじゃないか」「よいか悪いかわからないなら、悪いほうに考えるほうが損じゃないの?」というものである。

東北の被災者で、六〇代、七〇代で家も子どもも失ってしまったという人は、今は絶望の中にあるだろう。だが何らかのホームのような施設に入ったとすると、そこで新しい人づきあいができるかもしれない。身寄りや財産のない老人同士の人づきあいが無意味かといえば、そんなことはない。

知り合いなり友人なり、話し相手ができて新しい日々が始まる。どんな状況になったとしても、悪い方向にばかり考えても仕方がない。今まであまり近所づきあいがなかったという人なら、そこで人とのふれあいを感じることもあり得る。

ものごとを「よいに決まっている」「悪いに決まっている」と考える必要はまったくない。どちらもあり得ると考えられるよう、この先は目指していくことだ。

日本中の誰もが「終わらない感じ」を抱えて過ごしている。被災者を支える人や、首都圏など離れた場所で暮らす人は、どう考えていけば、心の安定を保てるかが、これから長く重要なことになるだろう。

第4章

手をさしのべる方法

——悲嘆にくれる人、不安を抱えた人にどう接するか

素直になった日本人

ここまで述べてきたように、対象喪失からの立ち直りにはプロセスがあって時間がかかる。あらたな日常を始めるためのインフラから雇用まで、復興への道程が長期戦になるのは明らかだ。本章では、被災を乗り越え、立ち上がっていくため、悲しみや不安を抱えた人にどう接していけばいいか、重要なことを挙げていきたい。

日本人にとって、一九九五年一月十七日に起きた阪神・淡路大震災の経験は、さまざまな意味で大きかった。一六年が過ぎたとはいえ、まだまだ記憶に鮮明だ。多くのことを学んだわけだが、そのひとつに「素直になったこと」がある。

どういう意味かというと、壊滅的な被害を受けた情報が伝わるや、多くの人が被災地に向かった。神戸や淡路島のあたりの狭い範囲で発生し、わずか三〇キロほど離れた大阪はほとんど被害がなかったくらいだから、周辺から数多くのボランティアが入った。高速道路が倒壊したり、家が崩れていたりするショッキングな映像を見ると

「何かをしないではいられない」という気持ちになったのはよくわかる。

よかった面もあったが、ボランティアに行ったものの、ほとんど何もできずに足手まといになった例も多かった。飲料水や食料を持たずに行って、かえって被災地で迷惑をかけたケースも少なくない。

前章でも触れたように、このとき私は被災者の心のケアのために、ボランティアで神戸に行った。中学・高校を過ごした神戸で、何か力になりたいと思ったのだ。留学から帰った直後だったが、震災の一週間ほど後、さまざまな準備をして向かった。

全国からさまざまなボランティアがきていたようだが、地元の人たちは、必ずしも快く思っていなかったようだ。とりわけ写真を撮られることは、我慢のならないことだったらしく、あちこちに「見世物やない」という張り紙があった。

善意の押しつけも起こりがちだったし、「施してあげている」という態度も、不快なものがあったようだ。救援物資も「現地で必要なもの」というよりも、「送ってあげたいもの」が多かったといわれる。

「こんなことで困っているだろう」という決めつけは、好ましくないことの最たるもののひとつで、精神医療のボランティアでももちろんそうだが、へボカウンセラーの烙印をおされてしまう。本当に困っている人のニーズは聞いてみないとわからない。

その反省もあって、今回の東日本大震災では、「被災地で本当に必要なものは何か」「ボランティアはいつから入ればいいのか」など、情報に素直に耳を傾けていたと思う。今回も問題がなかったわけではないし、時間とともにさまざまな過不足が明らかになっているが、阪神・淡路に比べると「現地で困っていることを聞こう」という姿勢が、はっきりとあったようだ。

また、全体に力んでいない感じがあった。ネット上では現地への協力を呼びかける〝ヤシマ作戦〟〝アオシマ作戦〟〝ウエシマ作戦〟などが話題を呼んだ。

〝ヤシマ作戦〟とは、アニメ「新世紀エヴァンゲリオン」に登場した、敵と戦うため日本中から電力を集めたという作戦名で、要するに節電の呼びかけだ。〝アオシマ作戦〟は、映画「踊る大捜査線」で、織田裕二が演じた青島刑事の有名な台詞《せりふ》「事件は会議室で起きてるんじゃない。現場で起きてるんだ」にちなみ、現地の応援をしようというもの。〝ウエシマ作戦〟は、ダチョウ倶楽部の上島竜兵のお約束のネタで

「どうぞどうぞ」と人がやりたがらない芸を譲られることから、買い占めをしないで譲り合うようにと呼びかけるものだ。

ふざけすぎだという批判もあったが、声高《こわだか》に叫ぶことなく善意が浸透していくことに、好感を持った人も多かったと思う。

立ち直りの第一歩は人の厚意を受け入れられること

つらい状況に耐える力とか、立ち直る力といった場合、「心を強くしなさい」という意味かと思われるかもしれないが、それは違う。

人の親切や優しい言葉、援助など拒否して、もくもくと仕事や復興に打ち込むと、「あの人強いね」と感心されるかもしれない。だが、心の底での人間不信がもし癒えていないとすれば、疎外感や孤独感がいつまでも消えないという危険がある。

だから、突っ張って強く生きるのではなく、人の親切を素直に親切と思えて、受け入れる能力のある人こそ、耐える力や立ち直る力が強い人ということになる。

私が尊敬する精神分析学者のハインツ・コフートは、「人間は依存的な生き物だから、一生、支えてくれる人間が必要だ」と明言している。コフートの発言の少し前から、同様のことを述べていた日本人がいた。ベストセラーとなった『「甘え」の構造』で有名な精神科医の土居健郎である。

昨今「甘え」というと何か悪いことのように思われがちだが、この本でいう「甘え」とは、他人の厚意を素直に受け入れる能力と特権という意味で、「うまく甘えられないのはよくない」というのである。

たとえば、宴会の席でビールグラスが空《から》になったときのことを想像してみよう。日本ではグラスが空になったら、周りの誰かが注いであげるのが礼儀だから、甘えられる人は、誰かが注いでくれるだろうと待っていることができる。一方、甘えられない人は手酌をして周囲に余計な気を遣わせたり、あるいはひねくれた態度を取って迷惑がられたりするのである。

これが欧米であれば、ビールが欲しければ口に出して言うか、自分で注げばいいだけのことだ。すなわち「甘え」とは能力であると同時に、日本人の特権であり、子どものころから素直に甘えられないと大人になってからも素直に甘えられない、結果として健全な自分を持てないというのが、基本的な考え方だ。

甘える能力は基本的に他人を信用する能力だから、甘えられない人はいわゆる「困った人」になりがちだ。クレーマーはきちんと甘える能力がないからこそ、相手がなんとかしてくれるのを信用して待ちきれず、怒鳴り込んでしまうのである。

苦労を何度も乗り越えてきた人は、素直に「甘え」て、人の親切を受け入れることができる。東北の被災地で、炊き出しやボランティアたちの援助を喜んで受け入れているお年寄りたちの姿を、テレビのニュースなどで見るにつけ、若いころから苦労をしてきたのだろうなと頭が下がるし、耐える力や立ち直る力をしっかり持っている人たちだと思うのである。

したがって立ち直りの第一歩は、人のことを信じられるようになって、素直に人の厚意を受け入れられるようになることだ。あるいは「甘えてもいいんだ」と開き直って思えるようになることなのだが、実はここが難しいのである。

怒りを露わにする被災者たちには〈味方感〉が大切

阪神・淡路のときには、「なんで俺だけこんな目に遭うねん」とばかりにやけくそになって、自分の潰れた家に石を投げるなど、怒りを露わにした映像がテレビで流れていた。

見ていた人の中には「人間できてないな」と思った人もいたかもしれないが、実は自然な反応なのである。あるいは自分がガンだと告げられたときに、「なんで自分だけが！」と怒りの反応が出る。現実を否定したい気持ちが怒りとなって表れるのだ。

今回、原発事故で避難することになった人たちを訪ねた菅直人首相や、東電の清水社長にぼろくそに怒号が飛んだ。地震や津波から何とか助かったのに、人為的なミスが重なったのだから怒りも当然であり、通り一遍でさっさと視察や謝罪をすませてしまいたいという態度が火に油を注いだ。こうした「理由のある怒り」だけでなく、家や仕事を失い、日常生活を断裂した人が示す反応もあったはずだ。

対象喪失であれ、キューブラー＝ロスが『死ぬ瞬間』で書いたような死の受容のプロセスであれ、衝撃を受けたときの最初の反応は、端《はた》から見ると精神的におかしくなってしまったのではないかと奇異に映ることすらある。

だが、そこが大きなカタルシスになっていることが、見落とされているように私は思う。対象喪失をした人にはそういう反応が出ることを、周囲の人が理解して、受容へのプロセスを助けていくことで軟着陸できるとされ、対象喪失のサポートグループなどで実践されている。

その際、ポイントになるのは、トラウマ体験をした人にとっての「味方感」だろう。

第1章でも述べたように、私は、現代型の精神病理には基本的に疎外感があると考えている。被災者が激しいトラウマを負ったのは、日常性が非常に厳しい形で途切れて疎外感や孤立感を覚えたことが大きい。

コフートの弟子筋で、私の師匠である精神分析家のロバート・D・ストロロウは「痛ましい感情の大きさや強さだけでトラウマになるのではなく、日常生活の絶対性が崩れて起きる」と述べている。

ストロロウ自身、ある朝、目を覚ますとベッドの向こう側で妻が亡くなっていたことを発見して、自分が別世界にいるよそ者だという感覚を体験している。そこからトラウマ体験に固有の疎外感と孤立感の概念を確立したのである。

昨日も今日も、そして明日も続くはずだった日常が絶たれて、みんなと同じ世界を共有していた以前の感覚を失った被災者は多いはずだ。おそらく強い疎外感を抱えて、強烈な不安の中にいる。そこを支えるには、まず相手にとって「味方」であること、「仲間」であることをわかってもらうことから始めるのである。

こうした場合、同じ言葉や同じ常識が通じているという、トラウマを体験する以前の感覚がなかなか持てなかったり、人間不信がぬぐえなかったりすることが往々にして起きる。被災前なら人が語りかける言葉を素直に受け入れられていたのに、被災後は「がんばろう」とか「負けないでください」などと言われると、ひどく白々しく聞こえてしまう場合もあり得る。

日本全体が、久しぶりに親切に目覚めたようにも思えるが、受けとめる側が必ずしもそうだとは限らないわけだ。もちろん、嬉しく素直に受けとめてくれることもあるはずだが、「このつらさは傍観者にはわからない」という反発も起きるのは、この疎外感がもたらす部分が大きいと思われる。

急性期には炊き出しだけで日常との連続性が戻る

一般に心の治療者の仕事は、激しい人間不信を感じている人の怒りを、サンドバッグのように受けとめ、受け入れて、「それでもこの先生は自分のことを愛してくれるんだ」「本当にわかってくれる味方なんだ。仲間なんだ」という感覚を持たせてあげることだ。

震災によるトラウマと同じものとして論じるのは適切ではないかもしれないが、レイプに遭ったり、地下鉄サリン事件や通り魔事件のようなひどい犯罪被害に遭ったりした人の中には、いつまでも心を閉ざしたままの人もいて、プロの治療者だって腹の立ってくることもある。それでも、がんばってひたすら味方であろうとするうちに、「先生だけは信じられる」とわかってもらえることもあるし、こちらが腹を立てたことがきっかけになって、本気で仲間になろうとしているのだと伝わる場合もある。

つまりは人のことを信じられるようになって、甘える能力が蘇るのである。疎外感や孤独感もそこから和らいでいく。

「この人だけは信じられる」という人間がたった一人現れるだけで、心の治療は八割くらい終わっていると言えるほどなのだ。何ごとでもそうだが、ゼロから一にするのがいちばん大変で難しい。一を二にする、二を一〇にするのは意外に簡単だ。

これはトラウマを負って疎外感を抱えている人と、新しい人間関係を作るということだから、信頼を得るのは簡単ではない。心のケアのボランティアをするなら、腹をくくって通い続けることだ。トラウマで悩んでいる人を突然訪れて、一回だけ優しい言葉をかけて、話を聞いてあげたのでは、かえって人間不信を育てかねない。

ただし、急性期は別だ。被災直後のような、本当に食うや食わずで生死の瀬戸際にいるときは、炊き出しだけで人心地がつく。人の温かみ、ありがたみを感じて、それだけでかなり心のケアになる。あるいは二、三日、援助物資が来なかったのにようやく着いたという場合、「遅くなって本当にごめんなさい。お腹《なか》が空いたでしょう」と、温かい食べ物を届けたら、日常との連続性が戻ってくる。

「もうダメなんじゃないか」「見捨てられたのではないか」と思っていた不信感が払拭されるわけだから、不安のどん底にいるときやパニック状態のときは、温かい食事と言葉が、多くの人にとって相当の心の救いになる。

だが、あくまでも急性期に限られる。一度喜んでもらえたからといって、ずっと同じことをしていていいはずはない。何も被災者が贅沢になるというのではなく、トラウマへの反応はその後で出てくるのだし、脳の栄養も不足してくる。

心のケアが本格的に必要になってくるのは、二〜三か月が経ってからなのだ。

周囲の温かさがあると、トラウマになりにくい

素人が心のケアなどできないと思う人もいるかもしれないが、そうではない。

日本ではお互いに愚痴を聞き合ったり、落ち込んでいる友人の気持ちを考え、うなずきながら話を聞いていることは珍しくない。相手の身になって、共感しながら接す

ることが当たり前のように行われているのである。そうすることで、精神分析による治療者が日本には少ないことを補っている面すらある。

私は先述したストロロウの著書を翻訳したことがあるのだが、その折、日本でよくある「普通の人が精神分析のように相手の話をじっくり聞くこと」は有益かどうかを尋ねてみた。

「共感しながら相手の話を傾聴する関係性は、治療的に有益です」という答が、即座に返ってきた。

一方、精神科医や臨床心理士のようなプロは重症の精神病理を理解し、さまざまな治療法を実践できる。治療の段階に応じてやり方を変えたり、別な方法を試みたりできる点でアドバンテージがある。

すなわち、本当にPTSDになったりうつ病になったりした人の治療はプロの領分だから、任せておけばいい。圧倒的多数の、悲しさや不安を抱えた人に寄り添うのは「何か力になりたい」と思う、「普通の人」の善意なのである。

トラウマになって残るようなつらい体験をしたとき、周囲の同情や愛情、「私がついているから大丈夫」という思いやりのある一言などで、心理的な後遺症はずいぶん軽減できる。これは精神医学の世界でいわれていることだ。

逆の場合を考えてもわかることだが、たとえばレイプされた女性が「おまえに隙があったんだろう」などと夫や恋人から非難されたようなケースでは、当然、後遺症は重くなる。あるいは裁判で犯人が「この女が誘惑したんですよ」と言って冒瀆したような場合、いわゆるセカンドレイプになって深刻な状態になることもある。

過酷な体験でトラウマを負うにしても、今回の震災では、周囲や日本国内はもちろん、世界中が関心を示し、これだけ温かい反応をしている。対象喪失によって、悲しみ嘆いた時期に、非常に周囲が同情的で温かかったということは、将来、後遺症になりにくいし、なるにしても軽くてすむ可能性は比較的高い。

言葉をかけて励ますより、ひたすら聞き役に回る

心のケアをしようとする人は、専門的な技術や知識はいらない。基本的に「いい聞

き役」になることだ。

よく「どんな言葉をかけて慰めればいいのだろうか」「なんて言って励まそうか」と悩む人がいるけれども、被災者にしても、体験や感じていることも人それぞれで違う。だから誰にでも当てはまって、心が軽やかになるような便利な言葉はない。

つらさや愚痴なども含めて、相手の言うことを否定せずに聞くことが重要であり、聞こうとする姿勢をわかってもらうことを心がけよう。

「私にはもう未来に何の希望もない」「自分には何の能力もない」「やる気も出ない」など、悲観的なことばかり口をついてしまう人もいるかもしれない。だが、それを頭ごなしに否定するのはよくない。つい「そう考えるのは間違っている」と、説教してしまいたくなるかもしれないが、大切なのは相手のペースに合わせて、じっくり話を聞くことだ。

悲しむ気持ちや、悩みを否定されたと感じると、心を開くどころではなくなってしまう。先に触れた「味方感」をもってもらえるかどうかがポイントになる。

うつ病の人に「がんばれ」と言ってはいけないことは、よく知られている。「ぎりぎりでがんばっているのに、もっとがんばれと言うのか」と、自分を責めてしまうからだ。

本当は「がんばって」と言ってはいけないレベルと、「がんばって」と言われることで、改善できるレベルがあるのだが、見きわめが難しい。われわれ精神科医があえて「がんばれ」ということがあるけれども、それは信頼関係があって、患者さんの様子をしっかりチェックできる場合に限られる。安直に励ましの言葉は使わないほうが安全だろう。

全般に言えるのは、言葉をかけて励ますよりも、日常生活を手伝うとか、ひたすら聞き役に回るといった受け身の姿勢が大切ということだ。「理想や正解を教える」という姿勢では、相手は心を開いてはくれない。こうしたことは、恋人や友人の愚痴を聞くときと、基本的に同じはずである。

世間ではカウンセリングと精神科医の出す薬を比べたとき、後者の薬のほうが副作用があると思われがちだが、逆である。実は薬よりもカウンセリングのほうが、副作用が出る確率が高く、被害も大きいのだ。

なぜなら、今どき死に至るほど激しい副作用のある薬は、抗ガン剤でもない限り認可されない。一〇〇人が飲んで一人死亡するようなものは決して認可されないのだ。

一方、カウンセラーがヘボだった場合、心に病を抱えた人がかかると自殺してしまう可能性は、実はかなり高い。かえって落ち込んでしまったり、イライラするようになったり、離婚してしまったり、会社を辞めてしまったりと、間違った決定をしてしまう危険もつねにある。

したがって、無理に答を出して押しつけたり、アドバイスしたりすることは避けたい。トラウマを抱えた人と接していて、困ったことがあったら、迷わず専門家に相談して欲しい。

思い出させない

昔は、トラウマになった体験を思い出させて、それに向き合うことが必要だとされていたのだが、最近の精神医学では、基本的に「思い出せば思い出すほど悪くなる」

という考え方が主流になっている。これは、記憶は上書き保存されるという、脳のソフトウェアに関係しているのだが、以下に少し説明しよう。

私たちは日ごろ、子どものころの記憶を忘れたと思っているのに、夢でそのころの光景が出てくることがある。つまり、忘れたはずの記憶も消え去っているのではないということだ。

多重人格（精神医学の世界では解離性同一障害と呼ぶ）では、人格が変わったときだけ、幼いころの記憶をよく覚えている例がある。有名なのは、フランス語を習ったこともないイタリア女性が別の人格になったときだけフランス語が話せるというケースだ。彼女は子どものころ、近所にフランス人が住んでいて、言葉を交わしていたらしい。その後すっかり忘れていたのだが、多重人格になって昔の記憶が表面に出てきたのだ。

パソコンの上書き保存の仕組みは、新しいデータが保存されても、古いデータが消去されているわけではない。古いデータを引き出せないようにして、かつ新しく書き込んでもいい状態にしているだけなので、特別なソフトを使うと、古いデータも復元することができる。

脳のソフトウェアもこれと同様に考えられていて、書き込まれた記憶は、意外に消えない。ただ、日々の生活や教育の中でいろいろなものが上書きされているから、思い出せなくなっていることが非常に多いのだ。心理学で逆行抑制といわれるもので、新しく覚えたことによって、古い記憶の想起が妨害されるのである。

つまり「忘れてしまった」のではなくて、「引き出せなくなった」から思い出せないわけで、引き出す出力経路があれば記憶が蘇る。夢や多重人格はその経路なのである。

「学生時代に勉強した中身なんか、全部忘れてしまった」という人は多いが、ある程度きちんと勉強したのなら「忘れた」のではない。その後の人生で、新しいことをたくさん覚えて、引き出せなくなっているのである。

出力経路を作ってやれば、検索して記憶から引き出せるのだが、そのいちばん簡単な方法は「日ごろから使うこと」だ。

タクシーの運転手さんは道の知識に関しては普段から使っているから、出力経路ができていて、自在に記憶から検索できる。私の場合は、精神科医で精神医学の知識だけは普段から使っているから、昔に覚えたことも忘れにくいのである。

話をトラウマのことに戻そう。

トラウマの治療に関してもよく似たモデルが想定されている。すなわち、その後の人生経験で、少しずつトラウマ体験は忘れられるはずなのだが、過去のことをいつも思い出していると、それが引き出される経路が勝手にできてしまうのだ。

結果として、かえって苦しい目に遭う。これがトラウマに向き合わせる治療の問題点だ。つらい記憶に向き合わせるのは、思い出すための出力経路を無理やりに作ろうとするようなものだから、もってのほかということになる。

だから今では、新しい体験をしていろいろなものを上書きしていったほうが、思い出しにくくなると考えられている。前を向いて、あらたなことをどんどん吸収していくことが、悪い記憶を心に押し込んでしまうのだ。よく「失恋の痛手を癒すいちばんいい方法は、新しい恋を始めること」といわれるが、心理学的にも正しい。

トラウマとなった出来事は、できるだけ思い出さないようにしたほうが、引き出す経路を作らずにすむ。わざわざトラウマに向き合うのは、引き出す経路を無理やりに作ろうとすることだから、通常は好ましいものではない。

ビジネスの世界では、失敗に向き合って「なぜ失敗したのか」と考え、教訓を得て、次に生かすことが成功につながるけれども、喪失体験ではそれとは違う。

「もっと堤防を高くしておけばよかった」というのは貴重な教訓だが、個人の喪失体験では、いたずらに失敗の原因を探るよりも「運が悪かった」と諦めて受け入れ、新しい体験を重ねるところから立ち直っていくのである。

記憶がないのなら、事実はない

かつてはなぜ、トラウマに向き合わせる治療をしていたかといえば、悪い記憶を抑圧すると、それが原因となって無意識のうちにヒステリーのような症状が出るとされたからだ。思い出せないくらい押し込んで隠したところで、その「抑圧された記憶」が、別の症状の原因になるというのがフロイト流の考え方だったのだ。

しかし、一九九〇年代の半ばから、どうもそうではないらしいと変わってきた。アメリカの認知心理学者、エリザベス・ロフタスは、「抑圧された記憶」などはそんなに簡単に起きるものではない、記憶がないのなら、本当に事実はないと考えたほうがいいと主張したのである。

ロフタスのレポートには、トラウマに向き合わせるような、過去の不快な出来事を思い出させる治療法を受けた患者さんの予後は、大変悪いことが示されていた。

旧来のトラウマ論による基本的な治療のメカニズムでは、トラウマの原因になった出来事を思い出させ、現在の自我と統合させることが治療につながる。簡単に言えば「思い出させることで治る」とされていたわけだ。

ところが実際は、不快な記憶を鮮明に思い出させるような治療を受けた人は、かえってフラッシュバックが起こりやすくなったり、人間不信に陥ったりというケースが頻発していた。離婚が増え、人生を悲観して自殺未遂も増えていた。また、入院期間や治療期間も長くなる。

記憶を蘇らせるのは、現在の症状や認知（もののとらえ方）よりも、過去のトラウマ体験に焦点を置く治療方法にほかならない。それでいいのか、逆効果ではないのかと、精神医学の世界の考え方も変わっていったのである。

つけ加えるとロフタスは、目撃証言がどれほどいい加減なものかを科学的手法で証明したことで有名な記憶の研究の第一人者でもある。人間の記憶がいかに簡単に変わり、しかも、変わることに気づいていないかを研究して、裁判における目撃者証言の信憑性に疑問を投げかけている。

長期間、同じメンバーで接することがいい

阪神・淡路の後で、問題としてわかったのは、被災者の話し相手になるボランティアをしていた人や、あるいは何かの手伝いで行ったのだけれども、少し親しくなったような人が数日で現地からいなくなってしまったことだ。

私が心のケアのボランティアで行ったときは、毎週一回、一年間通った。これではまったく自慢にはならないのだが、心のケアでは少なくともそのくらいは継続するこ

とが必要だ。トラウマ的なものに対する治療は、グループ治療であれ、個別の治療であれ、同じメンバーが会することが非常に重要なのだ。

トラウマを体験した人であれ、うつになっている人であれ、支えるためには「この人は信頼できる」と思われなくては一歩も進まない。内科などでは医師がコロコロ変わっても大きな問題は起きないが、精神科はいつも同じ医師が接することが必須である。

もっとも内科でも、お年寄りの患者さんでは、医師が変わるとうまくいかないことも多い。たとえば、ずっと血圧が落ち着いていたのに、医師が変わったとたん、また血圧が上がってしまうようなことがしばしば起きる。引き継ぎをして同じ薬を出したにもかかわらず、である。

精神科はもともとそういう面が強い。だからうつ病などの患者さんが、医師が転勤するたびについていくようなことは珍しくない。トラウマを負った人の心のケアでは、まして同じ人が接することが大切になる。というのも、体験の断裂をつないでいくという重要な任務を負っているからだ。

「心の傷を癒す」という作業は、ばりんと割れたものを、接着剤で順番に貼り合わせていくことにほかならないから、この「断裂した体験をつなぎ止めてくれる人」は、同じ人であることが望ましい。昨日の話が今日も通じる、先週の話が今週も通じることに大きな意味がある。したがって、心のケアをしようとするなら長期的であるに越したことはない。

前述の精神分析家のストロロウは、疎外感にとらわれている人の場合、同じ屋根の下で暮らす仲間のような治療者を一人見つけられると、元の世界で生きている感覚が、ある程度取り戻されると言っている。精神分析をきちんとやるとなると、週四～六回、何年もずっと通ってもらうことになるわけだが、大事なことは、その分析家がいつもいてくれることや、昨日の話を覚えていてくれることだと、ストロロウは言うのである。

疎外感を感じている人にとって、時間の連続性や自分の連続性を担保してくれる存在がとりわけ重要だ。普通はその役割を、配偶者や子ども、親友、同僚など、いつもそばにいる人が果たしてくれて、自分は昨日までと同じ自分なのだと担保してくれているわけだ。治療者は、その役を担うことになるのである。

とことんつきあうという覚悟が大事

たとえば「恋人と別れた」「奥さんと離婚した」「リストラに遭った」などでひどく落ち込んでいる場合を想像してみよう。初対面の人に慰めてもらうのと、バックグラウンドも含めて多少は知っている人に慰めてもらうのとでは、どちらが心が和らぐだろうか。初対面だったとしても、毎回ころころ変わるより、同じ人に聞いてもらいたいと思うだろう。

こんな例がある。ある知人の女性は、毎日のように電話をかけてくる友人がいて、連日二時間も三時間も、話し相手になっているのだという。電話をかけてくるのは五○代のセレブな女性で、以前から知り合いだが、引っ越しで少し疎遠になっていた。

何かのきっかけで、一方的に電話がかかってくるようになったら、「夫婦仲が悪いの」「不安なの」といった話と、「一流の男性とお酒を飲んだ」「リッチなショッピングを楽しんでいる」といった自慢話を延々と聞かされるのだそうだ。どうやら毎日のように遊び歩いていて、夜中でもかまわず電話をかけているらしい。

この人の精神病理からいうと以下のような仕組みだろう。つまり、外で遊んでいるとか、こんなすごい男の人とつきあっているとか、こんな贅沢なものを買ったなどという話は、自分の体験の虚《むな》しさを埋めるためにしているのである。話を聞いてもらえないと、体験だけではすごく虚しく感じて、幸せと感じないのだと思う。

買い物をして幸せだったら、あるいは相手の男性が信用できたら、毎日いちいち報告して自慢する必要はない。体験そのものでは、本物感がおそらく担保できないのだ。

知人のところに電話をかけてくるのは、セレブ仲間に話したらバカにされるとか、相手にされなくなるといった恐れを抱いているためで、人間不信があると私は見ている。ブランド好きで異様なほどの見栄っ張りだそうだが、それも人間不信の表れだ。だからブランドでしか評価ができない。男性に対しても肩書きやリッチさだけを見ているわけだ。

電話相手になっている知人は睡眠不足で困っていたが、そのセレブ女性の精神病理

（話を聞いた限りでは、この人は十分にパーソナリティ障害だと思う）にとっては心の健康にいいことになる。

開き直って甘える相手を見つけたり、素直になれる相手を見つけたりして、人を信じてみるうちに、徐々にではあるが、自分の現実感覚を取り戻して、「人間は信じられる」「世間とつながっていたい」といった気持ちを回復していくことが多いからだ。

つまり、長期のつきあいが、心のケアには大きな影響を与えるということだ。とことんつきあうという覚悟が必要になるのである。

現実の世界と、再びつながりを持つための橋渡し

以前、「ゲームのせいで引きこもりが増えた」と言われたことがあった。

しかし引きこもり問題の専門家でもある精神科医の斎藤環氏が「ゲームがあまりに面白いから世間から離れてしまって引きこもりになる人は、まず見たことがない」「彼らは時間潰しとしてゲームをやっている」と指摘するなど、精神科医の間ではこ

の説を信じる人はほとんどいない。

実際、ゲームをするから引きこもりになるわけではない。引きこもって、ほかにすることがないからゲームをするのである。また、何をしても面白くないほどさめている人にも退屈しのぎになるくらい、ゲームがよくできている。

よく観察したらわかることだが、女子高生が友だち同士でゲームセンターに行って、キャッキャ叫んでいるのと違って、引きこもりの子どもがゲームをしているときは、端から見ているとまったく面白そうに見えない。疎外感を抱えて世間から離れてしまい、さらに人間不信と疎外感を深めていく悪循環に陥っているのである。

トラウマを負った人にも、同じような精神病理がある。離婚したり、恋人と別れたり、リストラに遭ったりという人も、一見すると、普通に生活しているのだが、すっかり現実感を失っていて、通り一遍の挨拶はできるけれども、まったくの人間不信だとか、壁を作ったままということも十分に起こりうる。

こうした人たちが再び現実の世界とつながりを持って、「現実の世界で生きていこう」「現実の世界で生きているんだ」という感覚を摑むための橋渡しになるのは、やはり人間しかいない。
「親友が恋人に振られて以来、人が変わったように引きこもってしまった」「人間不信になって、失恋から五年も経つのに、新しい恋愛に踏み出せない」といった場合、ずっとつきあって、支えることが非常に大切だ。「こちら側の世界」につなぎ止めて、引き戻す役目になるからだ。

こんなとき「親友なのだから、ずっとつきあう」という人は多いだろう。

震災で心のケアをするボランティアの敷居を高くするつもりは毛頭ないが、救いたいなら、それと同じようにずっとつきあう覚悟が必要なのだ。

そもそも人間不信や不安感などが残って、必要とされている間は、見放すことはあまり望ましくない。助けようと思った以上は、腹をくくって長期戦になるということを覚悟しながら、自分だけでも相手にとっての現実でいてあげることが原則になる。

ボランティアで心のケアをしようと思ったら、短期間で密度を高くすることよりも、長く続けられるかどうかを考えたほうがいい。

立ち直りのきっかけとしての儀式

人が亡くなった場合、一般的には葬儀があり、初七日や四十九日などの法要が行われてきた。最近、「バカ高い不透明な費用がかかるから葬式なんか要らない」といって敬遠され、東京など都市部では急速に廃れているのだが、対象喪失という観点からすると、一定のメリットがある。つまり、遺族がいつまでも引きずらないで「故人はもういないのだ」と思い切る機会、という機能があるのだ。

仏教では四十九日で死者はあの世に渡るとされているそうだが、通常、遺族も四十九日が来れば、もうパニックの段階は脱しているのが普通だし、ここを節目として平常の生活に戻っていく。

ところが今回の震災では、「遺体が見つからないので、どこかでまだ生きているのではないか」という思いを断ち切れない人たちが大勢いる。それでも、四十九日とか百か日といった節目に、地域などでは儀式が営まれて節目をつけている。それで再スタートが切れる人もいるだろうが、割り切れない思いの人のほうが比率ではずっと多いだろう。

通常、災害で行方不明になった場合は、一年経たないと死亡扱いにならない。親を失った学生への優遇措置なども受けられないのだが、今回の震災では特例で三か月に短縮された。また生命保険会社は、遺体未発見でも死亡保険金を支給することを決定している。

保険金が早くもらえたり、経済的な支援が受けられたりするのはいいことだが、死を受け入れて割り切るには短すぎるだろう。

当然、こうした人たちへの支えも必要だ。うまく心のケアができていれば、一年後、なんらかの儀式をきっかけに「元の世界で生きていこう」と立ち直ることができるだろう。

ただ儀式は、気持ちの整理がついたころでないと意味がない。機が熟した段階で行ってこそ、立ち直りへの節目として効果的なのだ。

たとえば心のケアに通っていた人に対して、「そろそろ大丈夫だからこなくていいですよ」と言うよりも、卒業式のような儀式的なものを用意すると、「本当にもう大丈夫なんだ」という暗示がかけやすくなるのである。

自立を促す支援を目指そう

災害でも事故でも、つらい目や悲しい目に遭ったときは、いろいろな人が心配して声をかけてくれる。不幸や苦悩を自分のことのように一緒に感じる人の存在は、被災者・被害者の心を守ると言っていい。思いやりや親切、人情、いたわりといったものに包まれて心地よく、心理的な後遺症はかなり軽くなる。

だが、二、三か月も経てば、ほとんどの人は新しい生活に向かって歩き出していく。この時期以降でも、深刻に落ち込んでいたり、つらい目に遭ったときの光景が頭に浮かんでパニックになったりするような場合はPTSDが疑われるから、基本的には寄り添って聞き役に回るような支え方が必要になる。

しかしそうでなければ、いつまでも同情だけでいいかというと、別の問題がある。

何度か述べてきたように「乗り越える」「立ち直る」とは、新しい生活ができるようになり、新しい体験を重ねられるようになることだ。人間は対象喪失を乗り越えて成長する。たいへん厳しい言い方になってしまうが、同情だけでは人間は成長できない。

いじめられた子に対して「かわいそうにね。私がその分だけ抱きしめてあげるから」と言っているだけでは、残念ながらその子は成長できず、強くなれない。「いじめられた子を見返してやろう」とか「そんなことで負けているんじゃ男じゃない」とか言われる中で育つという側面もある。この基本的なところが忘れられて、最近は「子どもは弱くて、純真なもの」という誤解が跋扈《ばっこ》してしまった。そこからさまざまな歪みが広がっているのだ。

人間は成長していくものだし、ストレスは成長の糧《かて》なのだ。強すぎるストレスで心が危うくなったときはケアが必要だが、保護するだけでは発達や成長を妨げる。

それを考えたとき、途上国の支援において日本型支援は評価が高い。

欧米先進国は金だけ、あるいは食料だけ出すことが多いが、日本型支援では金も出すが現地で自立できるように教育することが多い。たとえば道路などのインフラにしても、立派な舗装道路を造っても、現地で補修できないと意味がない。ならばと土嚢《どのう》で道路を造る方法を教えるなどして感謝されているわけだ。

「東北を途上国のように扱うのか」と叱られそうだが、自分の足で立って歩くことを目標に、手伝えることを全力で手伝うのが、本来あるべき支援だと思う。

支える側のメンタルヘルスは健全か

震災からしばらくの間、東京は自粛ブームになった。

余震も続いていたから、さっさと帰らないとまた電車が止まって大変なことになるという理由もあったけれども、沈鬱なムードが漂い、外で飲食するのがはばかられる雰囲気だった。銀座も六本木も繁華街は閑散としていた。

しかししばらくすると、自粛のしすぎはよくないと言われ始めた。経済が回らなくなるから、やっぱり花見をしよう、飲食店にも行こうという論調になった。「被災者に悪いなと思いながら飲む」「被災地のことを考えながら遊ぶ」といった中途半端な話があちこちで聞かれた。

とくにラジオ番組では、そんな話題が多かった。すごく真っ当な意見に聞こえるが、それでは楽しむために飲むのではなく、経済を回すために飲めと言われているようなものだ。何のために飲食でお金を払うのか、という本質を忘れて「東北のことを思ってしんみりしながら飲まなければいけない」という、妙な理屈がまかり通るようになったのだ。

チャリティになっていて、そこで使ったお金がすべて東北に回るというならまだわかる。そうではなくて「飲んでお金を使うのはいいことだが、楽しむのは不謹慎」という空気が支配的になっていた。

しかし本当に必要なのは、私たちが「普通に日常の暮らしに戻ること」だ。楽しいことにお金を使い、笑ったり、喜んだりすればいいのである。

いつのまにか感情を押し殺した不自然な暮らしが広がったことは、支える側のメンタルヘルスが危うくなっている兆候だった。第1章でも述べたとおり、日常性が断裂したことが原因の疎外感に、日本全体がとらわれていたのである。放射能の危険が叫ばれて買いだめの起きた東京など首都圏では、とりわけその傾向が強かった。

直接であれ間接であれ、被災者を支援するには、支える側のメンタルヘルスが健全であることが大前提だ。しかし被災地以外にいて、支える側がシュンとなったのである。

民放各局のテレビで、ACジャパンのCMが大量に流れたことも、気持ちを滅入らせた。CMを自粛するスポンサーが続出したので、テレビ局はその空白を、ACジャパンのCMで埋めたのだ。「こだまでしょうか」だの「あいさつの魔法」だのといった道徳的なメッセージや、「子宮頸がん検診促進」CMなど、それ自体が悪いわけではないが、極端に大量に流されると、やはり違和感が大きい。

テレビというもっとも日常のメディアが、非日常の日々になってしまったことを喧伝していたのだから、心理的な影響も大きかった。

沈鬱型日本経済の悪影響で、非正規雇用の人たちが失業するなど、被災地以外にもかわいそうな人が大量に発生したはずだ。そうした人たちを救うのに必要なのは、私たちがメンタルヘルスを健全に保って、いち早く日常に戻ることだったのである。

支える側をさらにサポートする仕組みが必要

私たち精神科医も、患者さんの愚痴ばかり聞いていると、メンタルヘルスが危うくなる。精神分析をはじめ心のケアの現場では、患者さんがいつまで経っても心を開いてくれないと、治療者のほうが参ってしまうことがある。

だからアメリカの精神科医は、必ず自分の精神科医を持っていて、精神分析を受けるなど心のケアをしている。アメリカが日本と違うのは、治療者の心のケアのシステムが比較的しっかりしている点だ。

一般の人が心のケアをして誰かを支えようという場合も、同じ問題が起きる。

自分の恋人が、実は深刻なトラウマを抱えていて、人間不信だったというケースがある。セックスは許しても、いつまで経っても心は開かない女性を、男性がとにかく一生懸命支えようとする。だが、この男性をさらに支えてくれる人がいないと、女性がいかに魅力的な人だったとしても、精根尽き果てて別れていくようなことがしばしば起きる。

教科書的には、それでも「いつかは信じてくれるだろう」と、ずっと相手の話を聞き続けることが必要とされる。もう根比べだという話だ。

被災者の病理の重さによっても異なるのだが、「置き去りにされた」と思い込んでいるような場合、人間不信が腹の奥でしこりのようになってなかなか消えない。それでも途中で放り出すのはまずいというのが、治療者の心構えである。これが難しい。

トラウマを持つ被災者に対して、心のケアをしていこうとすれば、支える側をさらにサポートする仕組みが必要になる。ボランティアとして複数で行くなら、お互いに話を聞き合うことだ。日常生活の手伝いをする中で、愚痴やつらい体験を聞くこともあるだろう。支えていて心が重くなってきたときは、友人などに話を聞いてもらおう。

少なくとも支える人は、自分の気持ちを抱え込まないようにして、誰かに聞いてもらうよう心がける必要がある。

第5章

復興へのヒント

―― 未曾有の悲劇をきっかけに、日本は再興する

帝都復興院と後藤新平

東日本大震災からほどなくして、復興に向けて「復興庁」や「復興院」を創設する案が出てきた。これには関東大震災の「帝都《ていと》復興院《ふっこういん》」という先例があったからだ。

一九二三年九月一日に起きた関東大震災では、東京は地震とともに猛火によって壊滅的な被害を受けた。死者・行方不明者は一〇万五〇〇〇人ともいわれている。その惨状から立ち上がるため、復興院が目指したのは、東京を近代的な首都に改造して、再び地震があっても大きな被害を出さないようにすることだった。

大火災で焼け野原となった下町を区画整理し、幹線道路が造られた。昭和通りや永代通りなどがこのときの道である。隅田公園など大小の公園や上下水道が整備され、鉄筋の集合住宅のさきがけとなる同潤会アパートが建てられた。小学校も木造から鉄筋になった。江戸の面影が消えてしまったという批判もあるくらい、大胆な事業だった。

ともあれ、八八年前に構想されたこの震災復興事業によって、現代の東京の骨格ができあがったのである。

帝都復興院の総裁が後藤新平である。「復旧」ではなく「復興」を掲げたのが彼だった。元に戻しても意味がない、先進国の首都としてはあまりに見劣りがする東京を、ヨーロッパにひけを取らない街に改造しようとぶち上げたのである。この復興院が機能したのは、「大風呂敷」の渾名《あだな》もあった彼の力量に負うところが多かったといわれている。

後藤新平はもともと医師だったのだが、一人一人の病気を治すよりも大勢の健康を考える、衛生的な考えの持ち主だったらしい。愛知県に医療を目的とする海水浴場を作るなど、ユニークな考え方も評価されていた。

また、暴漢に刺され負傷した板垣退助《いたがきたいすけ》を診察したのが、当時、愛知県医学校（現在の名古屋大学医学部）で学校長兼病院長を務めていた彼だった。その縁かどうかは定かではないが、しばらくして内務省衛生局に入り、病院・衛生行政に力を発揮することになる。

その後、四〇歳で台湾総督府の民政長官に抜擢されて、見事な手腕を発揮する。たとえば、衛生状態の悪かった台湾で疫病予防のため上下水道を整備し、主要道路は舗装して排水をよくしている。日本本土でも未整備だったことだが、汚泥《おでい》がいつまでもたまっていた不衛生な状況をなくしたのだ。気候風土などに合わせて「生物学の原則」に則った統治が必要という、彼の持論によるものだった。

また当時は中国大陸同様に、アヘンが蔓延して社会問題になっていた。後藤はアヘンに高率の税をかけて吸引者を徐々に減らしていく漸減策をとり、時間をかけて根絶に成功している。さらに台湾医学校を設立して、多くの台湾人医師を育成したり、台北で都市計画を実施し、清潔で近代的な市街を作るなどしている。現在の親日的な台湾の背景には、こうした後藤らの善政があった。

満州国ができあがると、いわゆる満鉄（南満洲鉄道）の初代総裁として活躍、日本に帰って鉄道院総裁、内務大臣、外務大臣などを歴任して、政治家として力量を発揮していく。その後、東京市長を務めて、任期満了で辞めた半年後に関東大震災が起きたのだ。

翌日に成立した第二次山本権兵衛《ごんべえ》内閣で、内務大臣に就任。驚くべきことに、就任した当日のうちに復興の基本方針を打ち出している。「遷都はしない」「復興費は三〇億円」「欧米の最新の都市計画を採用」「新都市計画実施のため地主に断固たる態度をとる」というものだった。この基本方針を基に、震災から一か月もかからずに復興院が発足したのである。

過去よりよくする

後藤新平の構想は結果として約一三億円という予算規模に縮小されながらも、先に挙げたようなさまざまな成果となって残った。縮小されたのは予算の問題があり、野党の反発があったためだ。さらに区画整理では地主の反対などがあった。

戦前の日本は民主主義ではなかったように思われがちだが、軍や国が強権を振り回すのは昭和一〇年代に入ってからの話で、それまでは私有財産を国が勝手に取り上げたり、権利を制限したりはできなかった。陸海軍の基地も、思いどおりの場所を接収して造ったわけではないという。ただ、戦前は大地主が多かったので、説き伏せる地権者が少なかった点で、多少は進めやすかったかもしれない。

しかし、東京のように地権が細かく分かれて、しかも複雑に絡んでいるところでは簡単には計画は進まない。後藤新平が基本方針に「地主に断固たる態度をとる」と掲げていたのは、そこがネックになることがよくわかっていたからだろう。

事実、財産権を侵すものとして激しい反発を招き、区画整理の計画も中途半端になった。予算の面からも、道路の幅などは狭くなって構想からは後退してできあがった。

一九四五年三月の東京大空襲では、猛火を食い止めることはできず、アメリカ軍が予想した以上の戦果が挙がったという。結果論だが、後藤の構想が実現していたら、少しでも犠牲者を減らすことになったのではないかと思う。

今、あらためて「復旧」ではなく「復興」という後藤新平の考えが注目されているのは、そこにさまざまな教訓があるからだ。元に戻すのではなく、将来を見据えて元よりもよくしないといけない。それが大正時代には街のハードウェアだったが、おそらく現代は社会のソフトウェアの部分が大きい。経済的メリットの大きさだけでなく、これからの医療とか教育などを踏まえた構想の下で、復興計画を進めていくべきだと思う。

ユダヤ人の教育思想から学ぶ

以前、小泉純一郎元首相が、所信表明演説で「米百俵《こめひやっぴょう》」の逸話を引用して話題になった。

「米百俵」とは明治維新のときの長岡《ながおか》藩の実話である。官軍との戦いで敗れた長岡藩は焼け野原になり、石高《こくだか》も削られて窮乏した。見かねた支藩から一〇〇俵の米が送られてきたのだが、それを食べないで、学校設立の費用にしたのだった。

本来は、そもそも焼け野原にならないよう、将来を見通せる人材が重要だという教えだが、わずかな糧を目先のことに使ってしまわず、将来に役立つことに使おうという教訓としてひろまっている。

そのことで思い起こされるのが義援金の使い途《みち》だ。未来のため、前を向いていくために使おうという気持ちになれるかどうかが、復興にあたっての岐路だろう。「被災者の手元に届くのが遅すぎる」と、さんざんたたかれていたが、考えようによっては、遅くなったことで使い途を考える時間ができたことになる。

未来志向の使い途としては、やはり教育だと思う。

その典型的な例が、ユダヤ人の教育である。歴史的にあらゆる場所で迫害を受けてきたユダヤ人たちは、子どもに乗り越える力や立ち向かう力をつけさせることに心血を注いできたと言っていい。

全財産を没収されたり、家を奪われたり焼き討ちされたりしてきた迫害の歴史の中で、「頭の中だけは持っていけないだろう」と、子どもに勉強させたのだ。教育熱心な母親という意味で使われる「ジューイッシュ・マザー（ユダヤ人の母）」という言葉があるように、子どもの才能や能力を伸ばすために、手間も金も惜しまない。子どもの教育が、何よりも重視されているのである。

そうするとほかの民族より賢くなるから、知的な業種ではユダヤ人が圧倒的に勝つことになる。事実、アメリカを見れば、科学の世界だけでなく金融とマスコミをユダヤ人がおさえている。

これは彼らは世界中どこに行っても、少数派だったから多数決による民主主義の恐ろしさを肌身にしみて知っているからでもある。たとえば、悪名高いナチス・ドイツによる迫害にしても、富裕税による財産の収奪にしても、民主的な手続きに則って合法的に行われた。それに対抗する有効な手段が、金融とマスコミなのである。

中国のような社会主義の独裁国家は、マスメディアに対しては国家として規制するわけだが、アメリカをはじめとする資本主義国では、基本的に広告主を通じて金持ちに都合の悪い情報は流れないように情報操作をする。

たとえば金持ちから税金をたくさん取ると国が潰れるとか、かえって失業者が増えるなどという情報を、意図的に流し続けるわけだ。また、ユダヤ人の国家、イスラエルをアメリカが支援し続けるのは、客観的に見れば、中東の安定化や原油の確保にしても、国際世論の動向にしても不利だとわかる。にもかかわらず、金と世論をおさえていることで、結果的にアメリカはユダヤ人には勝てない状況になっているのだ。

そのことの良い悪いはともかくとして、トラウマへの強さや打たれ強さを、ユダヤ人はどの民族よりも持っていることは間違いない。今は金があっても、近い将来はどうなるかわからない、という発想の上でのリスク管理であり、将来を切り開く方法としてユダヤ人は、教育を何よりも重視してきたのである。

教育の手を緩めるな

日本人も教育熱心だといわれるし、実際、明治維新以降は貧農や下級武士の子どもが、教育によって、政財官界でも陸海軍でも中心になっていくのである。教育によってより大きな世界にいけることが、日本全体の共通理解だったから、金持ちやいわゆるエリート階層は、子どもたちの教育に熱心だった。

戦後も金持ちは、ある時期までは一生懸命に子弟教育をした。大企業で創業家が代々社長を務めるような会社では、世襲でも社長が東大出というケースが多かった。

ところがある時期から、慶應出が増えてくる。慶應が悪いといっているのではないが、幼稚舎（小学校）から慶應に入れてあとはエスカレーターというやり方は問題だと私は思っている。

これは国会議員を見ていると顕著である。かつては財閥解体や農地解放で落ちぶれても、教育で再興できるとわかっているから東大を目指させた。だから二代目、三代目くらいまでは東大出だけれども、その後は小学校から成蹊とか青山学院といった、裕福な家庭の子弟が通う学校を経歴に持つ世襲議員が急増する。

おそらく「もう大丈夫だ。金も十分できたし地盤も固めた。落ちぶれることはない」という気持ちが、安易なコースを選ばせるのだ。今でも経済界なら会社を上場させて一〇〇億円もできれば、まず子どもを幼稚舎から慶應に入れようとする。コネはないかと血眼になって探しまくる。

子どもにちゃんと受験勉強をさせる気がない甘えた腑抜《ふぬ》け親が、今の日本では標準的になってしまったのである。子どもが夜遅くまで塾に行っていると聞くと、即座に「かわいそう」という話になってしまう。これは裕福な家庭ほどそうなっている。

それと比べ、ユダヤ人の家庭というのは、今でも危機感が強い。「何が起こるかわからない。だから勉強しろ」とさんざん吹き込んで育てるのだ。

苦労が目的化してはいけない

今のトラウマ論では、ＰＴＳＤなどの症状が起きていない限り、やみくもに保護すればいいというのではなく「乗り越える力を高めていこう」という考え方が主流だ。

私たちが子どものころぐらいまでは「苦難の体験があるから人間は成長する」的な成長モデルがものすごく盛んだったと思う。

「子どもは勉強するのが当たり前だろう」というのが、親としての常識だった。勉強しないのなら、役割を与えられて家の手伝いをするのが当然で、ゲームと携帯を与えてやりたいようにさせることはあり得なかった。その根底には「苦労は避けるべきではない」──「苦労を乗り越える経験が人間を育てる」という考え方がある。

もっともそれが誤解されて、「苦労すること」が目的化することも多かった。

私たちが子どものころはマンガも〝スポ根《こん》〟ブームの全盛期だったから、『巨人の星』のように子どものころからギプスをはめられるような、つらさに耐えることが練習であるかのようなシーンが多かった。ウサギ跳びとか、水を飲んだらダメだとか、山にこもっての特訓とか、明らかに、苦労が目的化していた。

勉強でもまったく同じだった。

根性論に基づく愚直で非効率なやり方が幅をきかせていて、「四当五落《よんとうごらく》」という言葉を本気で口にしている人も多かった。睡眠時間が四時間なら合格できるが、五時間なら不合格という意味だが、そんなバカなことはない。

もう二〇年以上も前、私が『受験は要領』を書いて、「和田式勉強法」を紹介したのは、当時の受験生が、苦行のような勉強を強いられていたからだ。日本の子どもたちが学力世界一だった時代で、今よりもはるかに勉強していたのに、「もっと勉強しろ」という圧力が非常に強かった。

だから、睡眠時間は十分に取ったほうがいいよとか、試験に出ないところはやらないほうがいいよなどと、要領よく効率的に勉強することを説いたのだ。「どうせ苦労するなら、最大限の効果が見込めるようにしたほうがいい」と言ったのである。

たとえば「数学は暗記だ」という勉強法は、決して楽ではない。数学は、解いているほうが面白いのは当然で、すぐに解答を見て解法を覚えるのは大変だ。しかし、解答を覚えるという作業を、一〇〇〇問なら一〇〇〇問繰り返せば、自力で解けるようになる。試験に合格するという目的のためには効果的なのだ。

つまり、苦労には方法論があるという話だ。方法論なしに、苦労しているから勉強していると思っていると、ものすごく努力している割に結果が出ない。結局、司法試験を三〇浪するような、人間をすり減らして人生を棒に振るようなことになってしまう。

正しい方法で苦労しないといけない。苦労しないでいいという話では断じてない。

正しい方法で努力したほうがいい

建設的に努力していこうというとき、正しい方法で努力したほうがいいのは当然だ。

かつてのスポ根マンガ全盛の時代、汗臭いボクシングがテーマだったのに、スポ根とは違うとらえられ方をされたマンガがあった。名作と名高い『あしたのジョー』である。

少年刑務所に入れられた不良少年・矢吹丈《やぶきじょう》が、ボクシングの面白さに目覚め、ボクサーの道を歩むことになったのは、丹下段平《たんげだんぺい》が送った〝あしたのために〟というハガキがあったからだった。「やや内角をねらいえぐりこむように打つべし」というフレーズを暗記している人もいると思う。

これは、ただ無手勝流《むてかつりゅう》に殴り合うのではなくて、正しい方法でパンチを繰り出せという教えだった。〝あしたのために〟はその2、その3と送られてきて、次々に習得した矢吹丈は、次のハガキを心待ちにするようになる。

ルール無用の喧嘩ではなく、ボクシングではテクニックをきちんと積み重ねていかないと強くなれない。根性だけではダメなのだ。努力の方向性を考えないといけない。

私はよく、監督した映画「受験のシンデレラ」を紹介するにあたって、「受験版『あしたのジョー』です」と言っているのだが、何も名作マンガにあやかろうというわけではなく、受験勉強も正しいやり方で努力しようというメッセージと、方法論を盛り込んでいるからだ。

勉強を正しい方法で努力すると、多少空く時間ができるから、しっかり睡眠をとったほうが脳のためにもいい。間違った思い込みが前提にあると、せっかくの努力も報われない。さらに思い込みによって思考パターンが変えられなくなると、自分が損をするだけでなく、周囲にとって大きな迷惑となる。

私はかつて『受験は要領』で、「試験に出ない科目は勉強しなくていい」だの「授業をエスケープしろ」だの書いていたのに、この一〇年以上「もっと勉強しろ」と叱咤していることをさして変節漢《へんせつかん》呼ばわりされている。

しかし、かつて日本の子どもたちが、愚直に長時間の勉強を強いられていたことに触れたが、今やまったく状況が変わっている。その後、ゆとり教育の時代になって、日本の子どもは世界的に見ても圧倒的に勉強しなくなったのだ。高校全入政策と少子化で、高校受験は劇的に簡単になり、学校さえ選ばなければ、誰でも公立高校普通科に進学できるようになり、勉強しない中学生が激増した。

ＴＩＭＳＳという国際調査によると、学校以外でまったく勉強しない日本の子どもは一九九五年に二八パーセントだったが、一九九九年には四一パーセントに増えている。つまり下から半分は、まったく勉強しなくなったわけだ。二〇一〇年に文部科学省所管の研究機関が行った意識調査では、自宅で宿題以外に勉強しない高校生が三四・三パーセントで、比較対象のアメリカ・中国・韓国と比べてダントツに勉強時間が少ないのである。

子どもたちの勉強離れが激しく進んだのだから、私の意見が変わってくるのは当たり前だ。昔と同じことを主張していたとしたら、よほど問題だ。

「昔と同じことを言っていない。変節だ」となじるような人間こそ、思い込みによって思考パターンが変えられなくなっているのである。

さまざまな思考パターンが持てるか

主義主張を曲げないのは、一見、立派なことだが、ケース・バイ・ケースだ。

以前の発言や考え方に縛られるのは、心によくない考え方であると同時に「3・11

以降」の日本では、変えていかなければならないことの筆頭だろう。つまり「間違っていたと気がついたら、意見を変えられる」ことの大切さに気がつかないといけない。外交などで、あまりコロコロと変わって無反省なのではたちまち国際問題になってしまうが、自分たちは絶対に正しい、間違うことなどないと信じてしまうと、硬直化した組織は暴走する。その典型的な例が、今回、明るみに出た「原子力村」だろう。原子力発電に関係する電力会社、原子炉・プラントメーカー、官庁、政治家、いわゆる御用学者、マスコミなどは、異なる意見を黙殺したり鼻で笑ったりして、自分たちの思考パターンを変えられなかった。事故後の対応もあきれるほど不透明で不誠実だ。

原発城下町と呼ばれる地域では、交付金などの財源に依存する体質がすっかりできあがってしまっているから、こちらも「それ以外の方法はない」と信じ切っている。

しかし一方で、「首都圏では大騒ぎするほど、放射能の危険はない」と発言すると、たちまち「擁護するのか!」「推進派の手先だろう」などと非難罵倒される。

どちらの主義主張もさまざまな思考パターンを持てなければ、今後の再興にあたって、建設的な方向には決して向かわない。硬直化すると「二分割思考」にもつながるから、心にも悪い。

広島出身の編集者が面白いことを言っていた。

震災後しばらくして、広島で一人暮らしをしているその人の母親（七〇代後半だそうだ）から、「東京は大丈夫だったか」と心配する電話がかかってきたのだという。「大丈夫」だと答えて、ひとしきり近況などを伝え合うと、原発事故の話題になった。するとと「騒ぎすぎだと思うよ。原発の事故で大騒ぎしている人は、いっぺん広島で原爆ドームを見て、原爆資料館に行ってみりゃええ」と母親に言われたそうだ。原発から二〇〇キロも離れた東京で、ただちに逃げ出したり水を買い占めたり、夜も寝られないほど心配したりする必要はないという意味だ。実際に「黒い雨」を経験した人ならではの言葉だろう。

広島は原爆を落とされた当時「七五年間、草木も生えない」という風説が流れた。しかし翌年には爆心地でも木が生えてきて、人々は感動したそうだ。

もちろん現地の人たちは、広島で育った野菜を食べたし、沿岸の魚を食べた。子どもたちも、当然のように同じものを食べたのだ。

福島第一原発から、よほど放射能が激しく漏れ続けない限り、東京が広島よりも深刻な事態になることはない。福島の原発の近くだってそうだろう。こうした事実から目を背け耳も塞ぎ、わずかな放射線量が検出されたからといって右往左往している。「子どもが心配だ」というお母さんたちにも、心のケアが必要になっている。

あげくに福島県産というだけで、農産物はひどい風評被害を被《こうむ》ったのである。

同情と共感は違う

多くの人が東北地方を支援しようと思っているはずなのに、原発事故が起きた福島県は不当な扱いを受けている。農産物の風評被害に始まり、ホテルが福島県から避難してきた宿泊客を断ったり、運送会社が福島県への物資輸送を拒否したりと連日のニュースになっていた。福島県から他県へ家族で避難した子どもが、編入した学校でいじめに遭うことも現実に起きている。

震災の被害者に対して、日本中が同情し、気の毒に思っていたことはたしかだが、心理学の世界では「同情」と「共感」は別のものだ。

たとえば、友人の失恋やリストラで「かわいそうにな」とか「おまえがリストラされるとはな」と同情する側は、心に余裕がある。つまり同情とは心理的に上の立場であり、気分がいい。逆に同情される側は、温かく感じる人もいればムカつく人もいる。

一方、共感とは心がシンクロする状態だ。「自分ならどういう思いになるだろう」などという想像である。

同情と共感でいちばん違うのは、相手の幸せを一緒に喜べるかどうか、である。

友人の失恋やリストラに対しては、「大丈夫か」と、すぐに声をかけられても、「実は俺さ、ヘッドハンティングされてさ、今度取締役になったんだよ」と打ち明けられて、「よかったなー！」と喜べる人がどれだけいるのか、ということである。

あるいは入試の合格発表を友人同士で見に行って、一方だけ合格して一方が落ちたという場合、相手の合格を自分のことのように喜べるなら、相当に仲がいい。

共感とは、口にするのは簡単だし格好いい言葉なのだが、なかなか難しい。不幸に対して、もちろん共感することもできるのだが、心理的優位が生まれやすいのも事実なのだ。

津波のショッキングな映像を見て、何もかも失った被災者が報道されて、誰もが同情した。自分たちに被害がないから余裕があったのだ。身も蓋《ふた》もない言い方だが、心理的に優位な立場だったから、「かわいそうに」と言えた。

しかし心理的優位は簡単に揺らぐものだ。計画停電で電気が止まった、その影響で電車が止まって通勤に苦労した（あるいはその可能性があった）という点では被災者なのである。しかも連日、放射能について報道されるようになって、たいした根拠はなくても数値で示されると、自分も被害者になるのではないかと心配になる。

しかも「ただちに健康に影響はない」などと言われるものだから「じゃあ将来は影響が出るのか」と、心理的な余裕がなくなり、同情どころではなくなったのだ。

水がない、食料がないとなると自己防衛に走ってしまう。風評を簡単に信じて福島の農産物を買わないとか、さらには福島から来た人を差別さえしてしまう。

共感していたのであれば、こういう結果にはつながらなかったはずだが、実際は同情だったのである。

東北や沖縄に感謝の念を常に持つ

本当は、私たちが持たなければいけないのは「感謝」の気持ちである。

首都圏の人が今まで、不自由なく暮らしてこられたのは福島県の原発のおかげだったことが明らかになった。計画停電によって、電気が足りなくなるとどれほど不便なのか思い知らされたのだ。たとえば震災後、スーパーやコンビニの店頭からヨーグルトや納豆が消えた。これも計画停電の影響だった。

発酵の工程での温度管理が重要なので、計画停電すると生産能力が一気に落ちてしまうのだ。発酵工程のある医薬品も品薄になり、患者さんへの影響が危惧されるケースもあった。工場は関東地方にあって直接の被害がない場合も、思わぬところに余波があったわけだ。

東北地方が首都圏に送っていたのは電力だけではない。

米や野菜などの農産物、さまざまな水産物など食料を供給し、さらには労働力の供給源だった。今回、東北地方で多くの工場が被災して、電子部品も自動車部品も、さまざまな素材も東北で生産されていることがよくわかった。

かつては東海道ベルト地帯などと言われ、京浜・中京・阪神・北九州工業地帯を核にした太平洋・瀬戸内沿岸で工業生産の大部分を占めていたわけだが、現在では東北地方の各地に工業の拠点ができあがっていたのである。言いにくいことだが、これは東北の土地と労働力が安かったからにほかならない。

東京で暮らす人（みんなが裕福で贅沢な暮らしをしていたとは言わないが）のほとんどは、こんなことがあるまで、知ろうともしなかった。知らないからそこに感謝とか恩義の念がない。だからテレビで被災者を見て「かわいそう」、と同情するレベルにとどまっていたわけだ。

これと同じようなことを感じたのは沖縄の普天間《ふてんま》基地だ。

私は必ずしもアメリカ軍が日本を守ってくれているとは思わないけれども、日本人は基本的に、日米安全保障条約で守られていると信じている。しかし、いざ基地を県外移転という話になったら、橋下徹知事の大阪府を除いてどこも受け入れに手を挙げない。これも沖縄に感謝の念を持っていないのである。

共感することはなかなか難しいと先に述べた。だが感謝はその第一歩になる。被災地でも福島でも沖縄でも、テレビで見て「かわいそう」と思うのなら、まずその場所に感謝の念を持つことだ。

少々きれいごとのように思う人もいるかもしれないが、「がんばろう日本」のような抽象的な標語よりも、日本中が当事者意識を持つためにはずっと現実的だと思う。

感謝を忘れると、人は傲慢になる

今年の夏は一五パーセントの節電が呼びかけられたが、おそらく今後数年間は、暑い夏が続くだろう。停止した原発の運転再開が難航した場合、代替エネルギーがすぐに間に合うわけではない。火力発電所は比較的早いらしいが、新規に建設すると五〜六年はかかるという。

アメリカ型資本主義なら電気料金を倍くらいに上げて、貧しい人は払えないというやり方をするだろうが、日本では電気料金は国会の承認を得ないと上げられないし、日本人の心性にはおよそ合わない。それでも一律に二、三割の値上げにはなるかもしれない。

おそらく、ひと夏エアコンをつけられないでいると、人々は東京電力や政府に怒りの感情を持つと思う。震災後に運転を停止していたり、定期点検で停止している原発が日本中に多数あるので、全国的に電力が足りなくなる可能性がある。六月中旬の時点で、中部電力、関西電力、北陸電力も電力が足りないと発表している。

電力需要のピークをずらすよう、国も電力会社もしきりに呼びかけている。企業も家庭も協力しようとしている。うまく乗り切れればいいが、深刻な電力不足に陥ったときに何が起きるかということも、考えておかないといけない。

そうなったとき、当初は電力会社や政府に向かった怒りが、原発を運転させない地元に向くかもしれない。たとえば東京電力管内なら、新潟県の柏崎に向けて「なぜ、運転再開を認めないんだ」と怒りの感情を持つかもしれない。

しかし本来、持つべきなのは柏崎とか福島の人に対しての、「これまではあそこに原発があったから、暑い思いをしなくてすんだのだろうね」という感謝の感情だと思うのだ。

感謝を忘れると、人は傲慢になる。これまで信じていたものが崩れ、物理的につらい体験を実感したときに、受容しきれないものが出てきそうだ。

すなわち、信じていたものに裏切られたという一種の喪失体験だから、精神が不安定になる。抑うつ感や怒りの感情が湧いてくる。まして冷房が使えなくて夏場に死亡するお年寄りが出てくると、かなりのパニック心理になる恐れがある。

厚生労働省が発表したデータによると、猛暑だった昨年（二〇一〇年）、全国で熱中症の死者が一七一八人で過去最悪だった。また総務省消防庁の発表では、熱中症で医療機関に五万四三八六人が搬送され、およそ半数が六五歳以上の高齢者だった。

熱中症は症状が出てすぐに亡くなるケースが多いのだが、暑さのために食欲が落ち、衰弱して死んでいくケースでは、ただちに数字に表れないから実態が見えにくい。だから一か月ほど経って「高齢者の衰弱死が一〇〇〇人単位で増えている」とわかったとき、一気に衝撃を受けるのだ。

震災後しばらくは、被災地の人たちに同情していた優しい人々も、「原発が稼働しないからだ」となったとき、立地する地方の人たちに怒りの感情を持つかもしれない。原発の地元は、雇用や交付金でさまざまな恩恵を受けているから再開に賛成しても、県単位では反対という可能性も高い。

都市と地方の対立とともに、原発を巡って国論を二分する論争につながる。「原発を稼働させろ。現実問題として当面は原発は必須で、反対している連中は集団ヒステリーだ」という、現実的な再開推進派と、「これを機会に止めてしまおう。不便は我慢しよう」という理想家肌の停止継続派の対立が激しくなるだろう。

東京など大都市では、不便をより強く感じているわけだから、怒りの感情も強くなるのである。怒りの感情は論理ではないから、よほど気をつけていないと、罵倒しあうだけで妥協点も何も見えなくなる。

心からありがたがってくれる関係性の中だと、人間は優しくなれる。震災後に日本全体が一度は温かく優しくなったのは、東北の人が涙を流して感謝してくれたからだ。

ところが、優しくしているのに自分が不幸だと思えば、怒りの感情が湧いてくる。計画停電のころから東京はどこかギスギスしていたのは、そうした心理が働いたのであろう。

自助の方向に進んでいた矢先の災害

二〇〇四年の新潟県中越地震の後、旧山古志《やまこし》村には二四〇〇億円の税金が投じられ、都市の住民は「自分たちの税金をそんなことに使うな」と怒った。

私も、ハコモノを造れば元に戻るという復旧には反対だ。今回の震災でもそうだが、現代の住民、とくにお年寄りは「今までと同じ暮らしがしたい」と願うのは当然だ。しかしその一方で「同じに戻すのはムリだ」とよくわかっている。

これを機に、たとえば新しい高齢者医療のモデルになるような仕組みを作るとか、漁業なら船や設備を共同化するとか、新しい自助自立を模索しながら将来につながるやり方で金を使うべきだろう。

土建業者は現状復帰を喜ぶだろうが、都市住民の反発を確実に招く。巨額な金を使って現状復帰した結果、東京から流れてくる金で財政が成り立っているような寒村を、ただ存続させることになるからである。まして都市住民が怒りの感情にとらわれていたとすると、東北全体を敵視するような風潮になりかねない。

先述したように、東北地方は電力と食料と労働力の供給地だった。本来、そのことに感謝しなくてはいけないのだが、感謝した上で、これからについて議論していかないといけない。補助金漬けや、地方交付税で成り立っている現状を、未来に向けて変えていくことが復興のメインテーマなのだ。どうやって自立するか、これが根本的な課題である。

お上から流れてくる金を当てにしていた時代が長く続いたが、バブルがはじけて以降、少しずつ自助的な方向にあったのはたしかだ。お上からの金が細ったという理由が大きいが、震災前まで、東北ならではの産業を創出しようと努力が続けられていたのである。

たとえばブランド米やブランド牛を作ろうという動きが活発化していた。秋田のあきたこまちや、宮城のササニシキ、コシヒカリといった有名ブランドだけでなく、もっと狭いエリアがブランドになってきた。ちょうどワインにおけるブドウ畑のように、あるエリアの田んぼの米が、知る人ぞ知るブランド米として人気を集めるなどしていた。

牛肉にしても、かつてブランド牛といえば松阪牛、神戸牛、但馬牛など西日本に集中していたが、東北の米沢牛、前沢牛、仙台牛の知名度も上がっている。

震災が起きたのは、そうした自助の方向に進んでいた矢先だったから、復興にあたっても、その意志を絶やさない施策や援助が求められる。

東北地方で、いち早くブランドを確立していたのは三陸海岸だろう。高級食材として知られる気仙沼《けせんぬま》のフカヒレや、ウニやカキなど、美味しいものがたくさんある。三陸沖は世界有数の漁場だから、古くから漁港もたくさんあって活気に溢れていた。全国から漁船がやってきて操業して水揚げしていたという。

もともと漁師さんは、昔からお上に頼らずにきた人たちだから、独立独歩の気概も強い。だから東北地方の中でも自立度が高かったのが、大小の港町、漁師町だった。

それが津波によって壊滅的な被害を被ったのである。

津波の後、新聞などで「津波てんでんこ」という言葉が紹介されていた。「てんでんこ」とは三陸地域の言葉で「てんでんばらばらに」という意味で、「津波のときは、親兄弟を放っておいてでもとにかく逃げろ」という教えだという。昔から、何度も津波に襲われてきた地域に伝わる厳しい戒めだ。だが、これも独立独歩の気風の表れのように思う。

ある意味、お上を当てにしない地域が、ことごとく津波に襲われた点が、今回の地震の悲劇だと私は思う。

しかしそうは言うものの、漁師さんがいちばんたくましい。被災から一～二週間の時点で、「八月から漁を復活させよう。六月には船の修理工場を復活させる」と言っている人がいた。内陸部の人の多くが、呆然として避難所に閉じこもっているときだったが、漁師さんたちは「このまま負けたらあかん」とばかりにたくましい。それで年齢は六五歳などというのだから、感心したのである。

関西の「ド根性物語」的な土壌から

「このまま負けたらあかん」と書いてしまったが、負けん気を表現しようとすると、私は思わず関西弁になる。私たち関西人は「打たれれば打たれるほどがんばる」という姿勢にリアリティがある。ひどい目に遭ったのなら、その分を取り返してやろうという発想だ。

「こんなときだから余計にがんばれ」と言ったり書いたりすると、東京のマスコミに袋だたきにされかねないが、あえて述べたい。

かつて大人気を博したドラマ「どてらい男《やつ》」は、大阪・立売堀《いたちぼり》の機械工具問屋を舞台に、丁稚奉公《でっちぼうこう》に入った主人公が、主人や番頭からいじめられながらも成長していく物語だ。西郷輝彦が演じた主人公の猛《もう》やん（山下猛造《もうぞう》）は、「やったるわい！」の気合とともに、無理難題も苦難も乗り越えて大商人になっていく。

原作者の花登筐《はなとこばこ》は、大阪を舞台に多くの「どんな困難も、持ち前の根性で乗り越えて成功する」ストーリーを書いた「ド根性物語」の巨匠だ。悲劇に遭った人間が最後は勝つ、のうのうとしているやつは負ける、というのが関西ドラマの基本である。

たとえば神戸の震災直後も、灘高の進学実績が変わらなかった、むしろよくなっていたというのは、そうした土壌があるからとも言えるだろう。「ここで負けたら、震災と不合格のダブルパンチだ」という意識は間違いなくあったと思う。

「負けへんで」という意識は、ときに攻撃的になる。私が心のケアの震災ボランティアで神戸に行き始めたときに怖いと感じたほどだった。

「写真撮るな。見世物やない」という張り紙がたくさん張ってあり、「おまえらだけ幸せにしやがって、ムカつく」「おまえらどうせ被災してないだろう」といった雰囲気がどこか漂っていて、被災地域に入って行くのが怖かった。神戸の場合、被災地域があまりに局地的だったから、余計に反発も強かったのだ。

私は、震災から一週間ほどして行ったのだが、現地の交通網が寸断されていたので、大阪に前泊した。北新地《きたしんち》の真ん中にある全日空ホテルに泊まったところ、バブル崩壊後に活気を失った街の代表格だった北新地なのに、異様に活気づいていたのだ。拍子抜けするくらい大阪は無傷で、「俺たちの儲けどきや」といった復興景気で盛り上がっていた。

意外に被害は受けていないのかと思ったのだが、翌日、電車とタクシーを乗り継いで神戸に入ったら、想像以上に悲惨な状態だった。電車を降りた御影駅の前の仮設トイレに行列ができていて、入ったらひどく汚くてまずそこで衝撃を受けた。そんな瓦礫の街で、被災者は「余計な同情をするな」と言わんばかりに肩を張っていたイメージがある。

神戸が異様なほどのスピードで復興した理由のひとつに、こうした関西的な土壌があったことも挙げられるだろう。

共有連帯のきっかけにできるか

東北地方の人々は、我慢してじっと耐えている人々というイメージを持たれているが、実際はそうではないだろう。先述した漁師さんのように、いち早く「復活させよう」と前を向いていた人もいる。被災から時間が経つとともに、がんばって立て直そうというリーダーも出てきている。

阪神・淡路大震災の起きた一九九五年、神戸を本拠地とするプロ野球のオリックス・ブルーウェーブが優勝した。市民とともに戦おうという強い意志を持ったチームを、被災者である市民が応援したのだ。試合ごとにスタジアムには大勢の観衆が詰めかけ、大声援を送った。市民を勇気づけようとチームは快進撃を続け、神戸復興のシンボルになったのだった。

東日本大震災では、サッカーのベガルタ仙台が、開幕以来六月二十六日まで無敗で首位争いをしていた。練習もままならない中、必死でがんばる選手たちに、仙台の人たちは声援を送る。この先の順位はわからないが、被災地の人々を勇気づけていることは間違いない。

優勝を果たしたオリックス・ブルーウェーブが、この年、ユニフォームの右袖につけていたのが「がんばろうＫＯＢＥ」のワッペンである。自分たちへの呼びかけであり、一丸となって立ち向かうための合い言葉だった。それが震災復興の合い言葉「がんばろう神戸」として普遍化していく。

一方で、今回の「がんばろう日本」に、私はなじめない。阪神・淡路でも中越でもこうした呼びかけはなかったのに、なぜ今回だけ「がんばろう日本」なのか違和感がある。どこか言葉の空虚さを感じているのは私だけではないだろう。

たしかに、かつてなく圧倒的に広い範囲に被害をもたらしたことは事実である。だが、「がんばろう日本」と言われて、何をがんばればいいのだとも思う人も少なくない。節電をがんばる、放射能の恐怖に耐えることもがんばる、被災地では生活再建にがんばる、停滞する日本経済への「がんばろう」も、当然含まれそうだ。

なんでも含まれるのだと言われればそれまでだが、かえって希薄になっている。

「がんばろうＫＯＢＥ」にしても「がんばろう柏崎」にしても、復興が狭い範囲であるとともに、復興の着地点が想像しやすかった。だから、地域で一丸となって困難に立ち向かおう、乗り越えようという強いエネルギーも湧いた。

おそらく今回も、被災地で「立て直そう」「復興しよう」という人たちは「がんばろう大船渡」とか「がんばろう気仙沼」の気概で立ち上がっているだろう。

東日本大震災では、誰かが不幸を経験することに関して、みんなが共有連帯しながら温かい心を持てた。これは長く日本人が経験していなかった感覚だ。日本全体が何か変わったように多くの人が感じている理由のひとつに、この点があると思う。

私は、これまでの日本が冷たすぎる社会だと思っているので、その意味で、非常に健全な印象を受けた。その連帯共有を「がんばろう日本」で曖昧にしてしまってはいけない。

かわいそうな人に目が向いて、「みんなでなんとかしなきゃ」と思う。その感覚が、震災の被災者に対して向けられた。だからそのほかにもたくさんいるかわいそうな人たち、たとえば年間三万人を超える自殺者や、その遺族・遺児についても、心を配らないといけない。

かわいそうな人、不幸な人に温かい心を持つ、手をさしのべるということは、何でも援助するという意味ではない。繰り返し述べてきたように、温かい心をもって自立の手助けをするということだ。

今回の震災をきっかけにして、こうした考え方のもとに、それを実践できる社会に向かっていくことが、犠牲者の鎮魂になるのだと、私は信じている。

〈著者紹介〉

和田秀樹(わだ・ひでき)

1960年大阪府生まれ、東京大学医学部卒。精神科医。国際医療福祉大学大学院教授(臨床心理学専攻)。一橋大学経済学部非常勤講師(医療経済学)。川崎幸病院精神科顧問。「学力向上!の会」主宰。老年精神医学、精神分析学(特に自己心理学)、集団精神療法学を専門とし、数多くの書籍を執筆。心理学系の近著に『脳科学より心理学』(ディスカヴァー携書)、『人生の軌道修正』(新潮新書)などがある。映画初監督作品「受験のシンデレラ」がモナコ国際映画祭優秀作品賞を受賞するなど幅広く活躍中。

乗り越える力
2011年8月25日　第1刷発行

著　者　和田秀樹
発行人　見城 徹
編集人　福島広司

GENTOSHA

発行所　株式会社 幻冬舎
〒151-0051　東京都渋谷区千駄ヶ谷4-9-7
電話　03(5411)6211(編集)
03(5411)6222(営業)
振替00120-8-767643
印刷・製本所:中央精版印刷株式会社

検印廃止

ISBN978-4-344-02036-8　C0095
幻冬舎ホームページアドレス　http://www.gentosha.co.jp/
この本に関するご意見・ご感想をメールでお寄せいただく場合は、
comment@gentosha.co.jpまで。